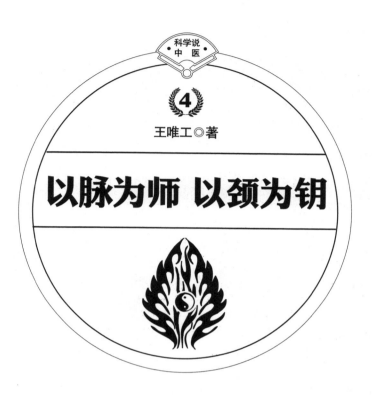

科学说中医

4

王唯工◎著

以脉为师 以颈为钥

海南出版社

·海口·

《以脉为师》《以颈为钥》

王唯工 著

中文简体字版 © 2021 年由海南出版社有限公司出版发行

本书经城邦文化事业股份有限公司【商周出版】授权出版中文简体字版本。

非经书面同意，不得以任何形式任意重制、转载。

版权合同登记号：图字：30–2021–043 号

图书在版编目（CIP）数据

以脉为师　以颈为钥 / 王唯工著 .—— 海口：海南
出版社 ,2021.9

（科学说中医）

ISBN 978–7–5730–0119–1

Ⅰ . ①以… Ⅱ . ①王… Ⅲ . ①头 – 保健②颈 – 保健

Ⅳ . ① R269.65

中国版本图书馆 CIP 数据核字 (2021) 第 160345 号

以脉为师　以颈为钥

YI MAI WEI SHI　YI JING WEI YAO

作　　者：王唯工

出 品 人：王景霞　谭丽琳

监　　制：冉子健

责任编辑：张　雪

策划编辑：李继勇

封面设计：尚書堂·叫默 BOOK DESIGN 13261351222

责任印制：杨　程

印刷装订：三河市祥达印刷包装有限公司

读者服务：唐雪飞

出版发行：海南出版社

总社地址：海口市金盘开发区建设三横路 2 号　　邮编：　570216

北京地址：北京市朝阳区黄厂路 3 号院 7 号楼 102 室

电　　话：0898–66812392　010–87336670

电子邮箱：hnbook@263.net

版　　次：2021 年 9 月第 1 版

印　　次：2021 年 9 月第 1 次印刷

开　　本：787 mm×1092 mm　1/16

印　　张：15.5

字　　数：186 千

书　　号：ISBN 978–7–5730–0119–1

定　　价：46.00 元

编者序

关于"中医科学化",长久以来,一直存在着几种不同的声音。有一群人将科学化解释为西医化,认为中医落后于西医,不屑于从事气与经络的科学化研究;另有一群人认为中医本身是另一套独立的体系,和科学不相关,只需要回到中医体系中研究经典就好;还有一群人认为中医体系即是科学的体系,不须再于此多做辩证,应思考中医本身的优势,以中医的思维来思考中医的未来。当然,也有一群科学家,不论主客观条件如何,不管理念如何分歧,他们在相信中医的信念下,默默地为中医的科学化和中医的现代化努力着。

在这当中,最具时代意义的,当数王唯工教授的论述。

王唯工教授通过脉搏与生理现象的关联,以压力和共振理论来类比血液在人体中的运作,成功地突破了中医科学化的困境。他不仅为传统中医建立了一套现代化的语言系统,同时也为长久以来破绽百出的西方循环理论找到了一个新出口。更难得的是,他所独创的这套气血共振理论一方面与传统中医的精神极为契合,另一方面还能够进行数字化与公式化,这是此前倡导中医现代化、科学化的人所没有做到的。

王唯工教授以此理论为契机,开启了一连串的科学实验和长达数十年的临床验证,随着一本本图书的问世,他的气血共振理论也日趋完善。他深入浅出地解释了许多现代病的病因和诊治重点,对中医的许多概念和原则进行了数学、物理、生理学上的解释，这对人类的健康和生命科学来说，无疑是一个很好的开端。我们看到，在这些先后问世的著作中，王唯工教授不仅通过气血共振理论对病毒感染、高血压、心血管堵塞、水肿等疾病提出了崭新的看法，他还结合传统中医和现代科学的理论对肾、肺以及颈等人体关键部位提出了独特的见解。王唯工教授用他独有的血液循环与能量医学的观点，告诉大众如何通过正确的饮食和运动达到养生保健的目的。他一再主张："西医是治你不死的学问，中医是让人活得快乐的学问。"通过对这套理论的不断探索、扩展和延伸，他找到了一个让中医以科学语言与普通大众进行沟通的方法，让不懂中国传统文化思维的人也能理解中医的内涵，理解"气""经络""阴阳五行"等之于人的意义。

王唯工教授以科学说中医，让我们很自然地对中医的科学基础充满了信心。中国台湾省的著名老中医马光亚先生评价说："古人言脉，大都是在脉的形象上兜圈子，王教授则是研究脉的原理，认定'气'是脉的原动力，并具体说明气血共振的道理，这是更上一层的成就。"美国国家科学院、工程学院、医学院院士冯元桢先生说："中医确实需要科学化，本书是应时而生。"

当然，一个新理论的诞生，也必然将面临观念、临床以及时间的考验与修正，甚至必须面对一些非理性与教条式的反对。而且，这套书所阐释的中医的科学基础也还有待进一步巩固和发展。作者认为，作为一个现代中国人，我们不仅要研究和发扬传统中医的王道医术，也要利用现代医学的优点，像靶向治疗、外拉手术甚至器官移植等就非常值得我们去学习并应用。西医的理论，治病的方法，药物的开发多是依靠统计学，也就是所谓的相关性，他对这些问题也进行了深入的探讨。无论是中医还是西医，这本应是人类医学相辅相成的一体两面，我们没有必要把时间浪费在争论孰是孰非上。所以，作者希望能够有更多的人投入中医科学化、现代化的研究中，希望可以用大规模的人体实验，有系统地分类，有层次地规划，来证明中医的实用性，来阐明中医诊治和中药配方的科学原理。他希望这套书可以作为一个垫脚石，能让后来者充分利用，进而用力地踏着它奋勇向前。

正如习近平主席于 2020 年 6 月 2 日在专家学者座谈会上的讲话中所说的："要加强研究论证，总结中医医药防治疫病的理论和诊疗规律，组织科技攻关，既用好现代评价手段，也要充分尊重几千年的经验，说明白、讲清楚中医药的疗效。"作者数十年前探索中国传统中医科学化、现代化的新思维、新方向的努力和勇气，与此不谋而合。也正是在这种数十年如一日的坚持下，在数以万计的患者的验证下，王唯工教授的理论在逐渐开花结果，基于这个理论而开发的脉诊仪也已服务于病患。

我们在想，这样一个以中国传统文化为根基，却又吸收了最先进的现代科技手段的创新理论，在接下来会如何发展呢？它对传统中医的拓展能不能得到大众的认可呢？又或者说，它能不能对我们的日常生活观念产生更加有益的引导呢？

我们对此拭目以待。

目 录

自 序

中华文化，传承了数千年，其间所累积的信息，成亿上兆！其中有佚失的，有变造的，再加上假托的，林林总总，也就显得光怪陆离、良莠不齐了。这与今天因为计算机信息科技的发达而造成的知识之大爆炸有相似之处。只是在中华文化中，这个知识大爆炸，在几千年前就已经发生了。也难怪训诂考证，一直是中华文化中的核心学问。

在中华文化中，孔子"述而不作"，朱熹"校注四书"，他们都成就了自己大儒的身份。而《黄帝内经》在医学上也是综各家之长，兼容并蓄。《黄帝内经》的核心内容十二经络与河图洛书大约是同时形成的，二者都是许多人心血的结晶，但经过战乱、天灾以及后人有意无意地变造增衍，《黄帝内经》流传下来的内容，很多已经失真。

其他的医书，大多由《黄帝内经》衍生而出，更因人之智慧、体会各有不同，所以难免像瞎子摸象一样，各有各的领悟，各有各的发挥。比如金元四大家、温病学派就是各有所见，各述所长。

至于保健方面的著作，更是各家杂陈，数不胜数，随便翻一翻就能让人从黑头到皓首，且不能穷之。

我在 70 岁之前，大部分时间都用于开发能对中医药进行科学验证的工具上了，希望能找到一个比较直观快捷的工具来对中医药进行有效验证。所幸我开发出了能够简化临床测试的脉诊仪。利用脉诊仪，我们一方面不再需要记录整个治疗过程，因为以一个人生病与治疗的整个流程来当样本，是很难有对照组的；另一方面也可以借由脉诊更深入地了解中医药内涵的核心。

过去，我为了照顾自己虚弱的身体，一直是懂多少做多少，五十多年来尝试着学习各种功夫和进行保健运动。

我自幼身体孱弱，灾劫不断，少时就被断定活不过十岁。幼年时，鼠蹊部脾经受到重伤（同时压伤睾丸）。后来又从五米高的树上摔下来，跌歪了脊椎骨，因而后背生恶疮，经年不收口。也曾被石头打中风池穴，血浸半头。曾被钉锤打中印堂，血流满面。其他如头维穴、前顶穴、承浆穴……受伤出血的例子就不胜枚举了。我小时候还曾经历过血液中毒，得过数次疟疾，其他小怪病也是接连不断。每每想到母亲当年养育我之艰辛，我就想多开发些保健方法，以慰母亲在天之灵。

而今活到 70 岁了，自己也觉得庆幸。我不仅没有早夭，还能一天比一天活得健康开心，这尤其要感激中国文化中诸多有关保健的内容。

我选择养生之道的原则，一看其是否合乎中医之基础学说——血液循环之"共振"理论；二是尽量汲取前人的经验。这两个原则，让我可以很快地投入比较实用、简单和有效的养生运动之中。此外我还有一个标准：提出这个养生之道的人，一定要活过八十岁，而且最好超过九十岁、一百岁，否则他的书也就只能随便看看了。

这本书的一些理念是以孙思邈的理论指导为底蕴，根据本人多年来的研究心得及长时间实践、身体力行的体验而总结得出的。书中我还特意叙述了一些研究发现的过程，希望能为本书增加一些趣味性和学术性。

　　大家可以试试看，由浅入深，由少至多，逐步体验书中所言是否真的对自己的健康有所帮助。如果真的有所增益，可别忘了感谢孙思邈。

　　谨祝大家健康！

以脉为师

脉诊、脉诊仪与治未病

第一章

᪥ 脉诊分析治未病

在现代医学的发展中，预防医学是越来越受重视了。观察疾病之发展过程，就像我们开车上路一样：身体正常的情况下，宛如在康庄大道上开车，一切都很顺遂；但如果走错了路，脱离了康庄大道走上了岔路，那么路就会越走越窄，路况也会越来越差，最后，必定是无路可走了。

何谓治未病

在人生的健康之路上，主干道只有一条，但却有许多千奇百怪的岔路，一旦不小心走进了歧路，走得愈久，离健康之路就会愈远，所遇见的歧路也就会愈多，所行走的歧路也会愈来愈窄。

在分析病症时，病况、病情会千奇百怪，有外感的，有内生的，有急性的，有慢性的……不可胜数，但又相互纠结。

现代医学研究常以各种数据做分析研判。例如，血液中的各种成分，骨头的大小、长度、位置，以及器官之形状、外观、内视等。根据这些指标固然能判断是否已"误入歧途"，但是真正的"康庄大道"是什么，仍然令人迷惑。

我们研究血液和各种体液成分之变化，以及该变化与可能发生的疾病间的关系、各个器官之变形破损等，可能就是目前预防医学所能做的主要工作了。一般的体检，也是以血液检查、影像学检查等为主要项目。

事实上，中医也主张治未病。中医以传统的四诊——望、闻、问、切，自认可以在大病发生之前便提出预警。

所以，简单地说，"预防医学"就是希望能治未病的医学。我们一旦偏离了健康大道，它就会及时提出警告，让我们"实迷途其未远"，及早回到健康之大道上来。而且，也因为我们离开大道未远，只要采用一些温和的手段和方法，就能把我们引导回健康之道。

健康是什么

要治未病，就得先定义什么是病，什么是健康。

我们在之前的书中曾讨论过：西方医学之健康，是以各种仪器及标准值来定义的，所以去体检，总是要做血液、尿液等一般的生化检查，或再加上 X 光影像、核磁共振影像、正电子发射断层成像及各种内视镜等。如果检查后发现异常，这就说明体内已经有器质性的变化了。这些不是病的原因，而是病的结果，疾病已经造成了血液化学成分改变和器官结构之变化。

这些变化由何而来？追求这些变化的源头，就是现代预防医学努力的方向。我们希望一步步向上推进，哪怕进展缓慢，只要我们努力推进，就像愚公移山一样，总是会有进步的。所以西方医学有原则、有方向、有步骤，是一步一个脚印，逐渐向前的。

反观中医呢？当然，中医对健康的定义是非常简洁的，那就是"致中和"，阴平阳秘，气血平和。

说来简单，但自从《黄帝内经》举起中医的这面大旗并提出了许多原则之后，到现在已经过去了几千年，遗憾的是仍没有任何仪器可以客观地告诉我们"致中和"是种什么样的状态。这条健康大道究竟是什么样的呢？在医圣药贤的著作中，我们除了雾里看花，就是水中捞月。我们不只是到现在对"健康是什么样的"都看不真切，甚至为了厘清某个概念，有时还会像李白一样，为追求"水中明月"而丧命。

这几千年来的中西医发展，就是典型的龟兔赛跑。两千年前中医就有了气血循环的理论，有了《黄帝内经》《伤寒论》等经典，而西方医学直到近四五百年才知道血液循环。中医在过去数千年的历史中，似乎每隔五百年就会出现一位神医，然而从现代的视角整体来看，他们不过是把《黄帝内经》及《伤寒论》中的一部分，再次演绎与放大应用而已。

不论是养阴、脾土、下法、温病等，都没有超出原来《黄帝内经》及《伤寒论》的内容。此外，因为长期的人体验证只在方、药上有了明确的进展，留下许多名方沿用至今，所以今日对发展中医的看法，两岸都以方、药为主轴。重药轻医，似乎已成共识。

人们直觉上认为病得愈重，愈容易被测到，比如最容易分辨的就是活人与死人。随着医学的发展，事实上对死亡的分辨也不是那么明确了。由于人工辅助器材的不断进步，死亡的定义已由心脏停止跳动，改进到脑干反射功能消失。如何鉴定心死或脑死亡，也变得愈来愈困难：人工心脏、心脏移植、人工心肺机等，都一再增大了原生心脏死亡后，人仍能继续活下去的可能。而脑死亡的判断更是复杂，因为脑是一个大器官，它可以一小部分、一小部分地慢慢死亡，究竟脑子的各部分死到什么程度才能叫作真正的死亡？

这里我不想再为辨别生死讨论下去，我只是想表达，在疾病的诊断上，即使是生与死这么黑白分明的议题，也可能纠缠不清。

不过，分辨将死之人与健康之人似乎不是那么困难。没有力气了，走不动了，不能讲话或是昏迷不醒了，这些表面现象都能判定一个人的健康状态。当然进一步判定人究竟是否要死了，却是至今仍没有很明确的指标可供分辨。因此，那本《能预知死亡的猫》才能成为畅销书，这只猫也引起了无数人的好奇——它居然能预测人之将死。

生病的原因有千万种，就像乡间的小路一样，不断分岔，又不断连接。但不管怎么样，只要离开了健康大道，千奇百怪的崎岖道路都会将病人带到不同的小路，最后走到绝路。

西方医学曾认真地研究过各种小路，像早年在非洲大陆探险一样，试着在每条路上加上路标，找到特殊的标志；也希望知道这条路由哪里来，通到哪里去，离绝路还有多远，用什么方法可以回到大路。于是，西方医学检查的项目愈来愈多，诊断愈来愈困难，当然花费也就愈来愈大。如今，已经没多少人看得起重病了，巨额的花费使各国的公共卫生体系都濒临破产。

也该是兔子醒来的时候了

在过去三十年的中医药研究过程中，我们曾用脉诊来观察人的健康状态和药物对脉波的影响。在观察数万人的脉诊分析结果之后，我们有了一些心得，今天将此心得与大家分享，也希望大家一起来叫醒这只睡、睡、睡、睡、睡，跑一下，又睡、睡、睡、睡，睡了几千年的兔子。告诉它该起身努力跑了，不能再睡了，不仅为了华人，也是为了世上的每个人。

《黄帝内经》记载的多是指导性原则，而《伤寒论》则是中医治病之操作手册。以往我们的书中，比较注重认识《黄帝内经》。《伤寒论》是医书，也是方书。这本书则以务实的精神，直指中医应用之道。

☞ 从脉诊重新诠释《伤寒论》

《伤寒论》卷一、卷二主要讨论脉诊的原理，这部分内容配合脉诊仪的研发，已在过去出版的书中做过许多的讨论了。因此，这次就从《注解伤寒论》卷二探讨《伤寒例》。

> 《阴阳大论》云：春气温和，夏气暑热，秋气清凉，冬气冷冽，此则四时正气之序也。
>
> 春夏为阳，春温夏热者，阳之动，始于温，盛于暑故也。秋冬为阴，秋凉而冬寒者，以阴之动，始于清，盛于寒故也。
>
> 冬时严寒，万类深藏，君子固密，则不伤于寒。触冒之者，乃名伤寒耳。
>
> 冬三月纯阴用事，阳乃伏藏，水冰地坼，寒气严凝，当是之时，善摄生者，出处固密，去寒就温，则不伤于寒。其涉寒冷，触冒霜雪为病者，谓之伤寒也。

伤风的典故

我们常把感冒说成伤风，可能出于两个典故。

一则源于《黄帝内经》"风为百病之长"，认为所有的病皆由风开始。所以在庶民文化中，认为所有刚开始的小病，都叫伤风。即有点小毛病，只是表之病尚未入里的意思。另一则在《注解伤寒论·伤寒例》中说得很清楚，且更进一步点出四时之邪气乃致病之因。

> 是以春伤于风，夏必飧泄；夏伤于暑，秋必病疟；秋伤于湿，冬必咳嗽；冬伤于寒，春必病温。此必然之道，可不审明之。

当春之时，风气大行。春伤于风，风气通于肝，肝以春适旺，风虽入之，不能即发，至夏肝衰，然后始动。风淫末疾，则当发于四肢。夏以阳气外盛，风不能外发，故攻内而为飧泄。飧泄者，下利米谷不化，而色黄。当秋之时，湿气大行。秋伤于湿，湿则干于肺，肺以秋适王，湿虽入之，不能即发，至冬肺衰，然后湿始动也。雨淫腹疾，则当发为下利。冬以阳气内固，湿气不能下行，故上逆而为咳嗽。

在我之前出版的书中，我们解释了四季脉——春弦、夏洪、秋毛、冬石——的道理，现在我们再来复习一下。前面这段的内容大概是说：春天接在冬天之后，天气渐暖，春风吹拂，人渐渐少着衣物。人体循环在冬天原以灌注内脏为主，但到风和日暖百花开的春天，就开始由里（肾为最里）向外行，其间经过肝胆（半表半里），这就是春脉弦的道理。在身体表部之皮肤（腠理）将开未开之时，在体表之循环逐渐打开之际，脉之稳定度不足，这就是风的症状。在衣着减少，春风吹拂，乍暖还寒的时节，忽冷忽热的环境就造成了风淫，并且侵入肝。但此时肝脉正旺，即使受了些邪气（风淫）也不会发作。

到了夏天，肝脉衰弱，风淫这才开始发作。由肝受的风淫本应发作于四肢（肝主筋，其华在爪），但因夏天之脉洪，所以阳气在外表现最强，风淫无法向四肢发作，反而向内产生泻的状况，但这不是外邪（细菌或其他病原）造成的拉肚子，只是由于米谷消化不良而产生黄色大便（并不是红色、白色的痢疾症状）。

秋天湿气重，为湿所伤，湿藏肺中，但因秋天正是最适合肺的时节，所以要等到冬天，肺气衰后才会发病——下雨天就会拉肚子。

冬天时阳气在内脏固守，即肾气旺，固守下焦，因此湿气无法往下，转而向上逆行，造成咳嗽。冬天易受病毒感染，导致抵抗力低下；到了春天，则因细菌增加而易罹患传染病。

《伤寒论》特别强调四时正气——春暖、夏热、秋凉、冬冷即为四时之正气。而春风、夏暑、秋湿、冬寒乃四时之邪气（六淫即为风、暑、湿、寒，加上热化之火及津液不足之燥），是四时可能导致生病的气候因素。

脉诊的发现与验证

在过去三十年的研究中，不论是由实验的观察或历史之考据，都一再印证：脉学是中医的核心知识，中医之发展，一直围绕着脉学而进步。

我们在此以对脉诊的了解，来诠释一些《黄帝内经》和《伤寒论》的理论及实务。

风为百病之长

中医一方面说风是百病之起始点，另一方面又说寒之为害最烈。这其间有矛盾吗？

让我们先了解风是什么。《内经·素问·风论篇》提到"风者，善行而数变"，表示风是不稳定的。在我们的书中对风有详细分析，此处只强调：不论内风或外风，"善行而数变"都是其主要特征。

春天的气候乍暖还寒，容易有外风。此时体内之循环，也由最里之肾气为主，改变为半表半里的肝胆为主，因此腠理开开阖阖也是风的性质，容易为外风所乘，而使风邪进入体内。这是《伤寒论》对风的见解。

以脉诊观察"风""寒"

我们利用脉诊仪诊断后，发现并证明：当某个组织器官缺血，而又同时缺氧的时候，就会出现脉波不稳的现象。这正是"善行而数变"的风的表现。

因为血液的最大任务是携带氧气并将其输送到各组织器官，同时带走二氧化碳及废物，所以由缺氧来了解风之成因，也就不离谱了。在"风为百病之长"的指导下，人们认为所有的病因都是"缺氧"。哪里缺氧，哪里就没有正气，也就没有抵抗力。因此，缺氧之所在，就是将要生病之所在。

脉诊的第一大功能就是可以诊断风邪所在之经络，加上望诊与触诊，更能进一步确定风邪躲在哪个穴道。这里不仅是病之所系，也是不通则痛的痛点，更是最好的阿是穴[①]。

四时之气，伤寒最成杀厉

在脉诊仪研发初期，我们很快就发现有一脉象很特别，可以说是身体不适之人所共有的脉象中出现最多的一种。经过了二十几年的反复验证，我们特别命名此脉为天字第一脉——伤寒脉。

此脉象者共同的特征，就是均感染了病毒（时行疫气）。在我们接触过的病人中，不论是各类型感冒（伤寒）、各类肝炎，甚至甲状腺不正常等等，都拥有相同的脉象，那就是第三谐波（脾）、第六谐波（胆）、第九谐波（三焦）都较平人（无病之人）低很多，而第四谐波（肺）及第七谐波（膀胱）则相对变高。

---

① 特殊的压痛点，没有固定位置，适度刺激，可疏通阻滞，减轻体内疼痛。孙思邈的中医学著作《千金要方》中有："吴、蜀多行灸法。有阿是之法，言人有病痛，即令捏其上，若果当其处，不问孔穴，即得便快或痛处，即云阿是。灸刺皆验，故曰阿是穴也。"

依据我们对脉诊的了解，三、六、九谐波为营卫之气，出入表里之管道，更是身体抵抗力的体现。病毒入侵时，首先就要摧毁身体之抵抗力，而身体在抵抗不及的情况下，只能固守中枢，将"大军"调回第四、第七谐波（中焦膀胱经），固守心、肺等最重要的器官，以待身体的免疫系统"调兵"增援，发挥作用。此过程大约需要两周，才能将来犯病毒击溃。但有少数病人，因为免疫上的缺陷而无法产生最有效之抗体，于是就患上慢性肝炎等慢性疾病，不得不长期与病毒共存共舞。

寒毒诱发温病

阴寒为病，最为肃杀毒厉之气。中而即病者，名曰伤寒；不即病者，寒毒藏于肌肤，至春变为温病，至夏变为暑病。暑病者，热极重于温也。

内经曰："先夏至日为温病，后夏至日为暑病，温暑之病，本伤于寒而得之，故太医均谓之伤寒也。"

是以辛苦之人，春夏多温热病，皆由冬时触寒所致，非时行之气也。

在这段论述中，我们对"寒毒藏于肌肤，至春变为温病"最感兴趣。在我们的书中，我们从症状、用药等方向判断，所谓"温病"，是指细菌性的传染病，而一些寒凉解毒之药，是像抗生素一样的抗菌药物。

伤寒可以诱发温病，如果更严重，可为热病。感染病毒之同时，又感染细菌，也是常有的例子，且会变成重大疾病。

我们的书中提到，在病毒攻击下，人体的抵抗力被抑制，所以原来在身体内的细菌就猖狂了起来。有些学者反对医生滥用抗生素治疗感冒，认为抗生素无法抑制病毒，乱开抗生素不但没有疗效，反而容易产生抗药性。但为什么医生还是会为感冒（伤寒）的病人开抗生素呢？理由很简单，因为抗生素可以立即改善咽痛、喉肿，甚至咳嗽、流鼻涕等症状。

这些症状为何会得到改善呢？因为我们肌肤之中血液循环不好的地方潜伏着大量细菌，而且这些细菌建筑了堡垒，一旦我们受了春风，受了夏暑，受了秋湿或冬寒（此寒不必是伤寒），由于局部抵抗力低下，细菌就能在局部活跃起来，造成小范围的发作，这就是一般的感冒。对于这种感冒使用抗生素治疗就有明显的抑制效果。

在避免滥用抗生素的前提下，中医常用杏苏散、桑杏汤、香薷饮、新加香薷饮、藿香正气散等温和的方剂治疗。这些药方对于局部受淫邪者，也是不错的选择。

≥ 如音乐般的谐波

身体的器官与心脏一起搏动，产生共振，此举将能量输送到全身。共振初始于心脏是为基频，接着由低向高延伸出不同但有规律的频率，即有如音乐的谐波。

脉诊则是通过科学仪器测量出各经络的血压波形数值，经电脑分析后，便可得知各经络的状态，也就是气的强弱，再将其与标准值相比较，即可显示出各种指标，精准地指出身体的不健康之处。

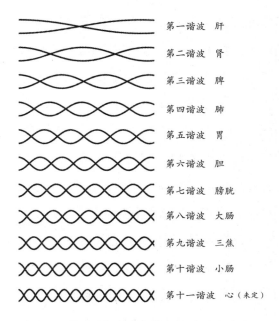

图一　人体的共振频率与各经络的对应关系

⇒ 重大发现：外伤杂病处亦风邪共舞处

现代人即使在没有任何伤寒或感冒的明显症状时，百分之九十以上的人在第三、第六、第九谐波上都能观察到风之现象的存在。更严重的是，随着这三个谐波所分配到的能量变少，身体的抵抗力也会自然地下降。

我们经过长时间观察，并通过解剖实体及分析经络发现，除了第三、第六、第九谐波，第十谐波也常一并会产生相同的现象。这是因为第六与第九谐波都经过耳垂后方的脖子部位，如果用手摸脖子两侧，即胆经及三焦经循行之部位，就会发现此时的脖子歪了，脖子歪了就会造成第六、第九及第十谐波出现风的现象。同时，分配的能量也会随之下降，第三谐波也会因为第三、第六、第九谐波互为 1 ： 2 ： 3 之相生关系，而一同被压制。

这种脖子歪斜的现象，在现代可以说是太普遍了。尤其是那些坐办公室的人，整天不是低头盯着电脑屏幕工作，就是低头在办公桌上看文件或拟文书，这就使固定脖子的肌肉过度疲乏而无法支撑头部的重量，以致让脖子难以维持直立的状态。

这个病态姿势降低了我们的抵抗力，也就使病毒有了可乘之机。由于现代人很少转动脖子，此处的血液循环自然不好，于是脖子便成为杂病丛生之处。

如果我们更进一步地在脖子上进行探究，很快就会发现脖子部分的膀胱经也常有硬块出现，此硬块可由左右膀胱经延伸到督脉，此硬块大小如一元硬币，并且可能附着在颈椎上，造成颈椎的病变。颈椎下面是延髓，即血压、心跳之控制中枢，此处如有病变，就可能诱发心律不齐、血压下降等病症。西医因无法从心脏处找到其病因，故不知此病是如何发生的。

再进而由膀胱经之重要性推论：由此硬块可能产生更多的瘀积，甚至结成微小的血块，顺着膀胱经向肺部流去。经过各内脏的俞穴，就有可能在内脏中形成血栓，诱发冠心病或糖尿病。而其对脑部及肺部血液循环的妨害，也可能诱发高血压。

我们进一步观察颈部后，发现很多人在上焦胃经及上焦大肠经也有风之信号。在这些位置仔细观察、触诊，又发现超过八成的人在沿着脖子的胃经及大肠经处都有小结节，按下时很痛，我们判断这些地方应是细菌的堡垒。如果用力按摩推拿，会产生很多痰液。这些结节应该就是风的来源。如果以按摩、指压、推拿、点穴等手法，将此结节清除，则风的信号也就会逐渐变弱，进而慢慢消失。

由《伤寒论》之指导来探讨

将这些发现与《伤寒论》所述"辛苦之人，春夏多温热病，皆由冬时触寒所致"一并思索，有些心得要与大家共享。

冬天的天气冷，气温低，身体容易受寒之害，因而感染病毒。严重急性呼吸综合征（SARS）及各种流行性感冒（病毒型）都盛行于冬季，而在春夏气候温暖时就不再流行，这些可印证张仲景一千多年前的论述。而伤寒之后，春夏"易得温热病"之说，通过对上述各种脉诊的观察，也可以进行推论：张仲景所说的温热病，系细菌之感染。这些细菌利用病毒感染降低人体抵抗力之际，乘虚而入。这些侵入的细菌，即使在病毒被体内的抗体清除之后，仍可潜伏于人体之中，到了春夏，就能诱发感染性的疾病。

这个现象在现代可能更为普遍，因为抗生素的发明与滥用使细菌渐渐产生了抗药性。同时，细菌还会汇集在血液循环不好的位置，而颈部就是细菌最常汇集的地方。这是由于现代人的"案牍劳形"，使颈椎不正，血液循环进而受阻，因此颈椎处就逐渐成为细菌躲藏的"山寨"。就像水泊梁山聚集各路"好汉"一样，不论春风、夏暑、秋燥、冬寒，只要有六淫之帮助，就必定出来"造反""打家劫舍"，进而诱发各种急性之病症。这种细菌缓慢安营扎寨的状况，在体内任何循环不良之处都会发生。

此外，我们通过脉诊也发现，不论男女老少，受过外伤的部位也很容易成为细菌的温床。以我的个人经验来说，我有一身的外伤，即全身都成了细菌的温床，因而之前身体极度虚弱，在研究"气"以后，才逐渐摆脱这些细菌的纠缠，但至今仍未清净。

举一个伤处自疗的例子来说明。在大约三岁时，我玩小板凳不慎将睾丸压伤，其实同时也伤到了鼠蹊部（下焦脾经），但我一直不知道后者之伤。直到六十六岁时，也就是约六十三年后，我忽然严重腹泻，连拉了四天肚子，最严重时一天拉五六次，而且大便呈黄色水液状，颜色有些奇怪，下腹稍有不适，最强烈的感觉在鼠蹊部，一直觉得有股力量往小腹冲，我这才明白过来。

一周之后完全好了。我原来不明白为什么我的大腿内侧一直觉得有些酸痛，感觉有个角度用不上力，这时也豁然开朗。更有趣的是，这四年来一直沿着脾经往中焦，又沿着胆经、三焦经往上焦，开始感觉到一个一个的痛点。过去复健多年但仍旧歪斜的脖子也逐渐变正。同时，现在牵动手臂也常发酸，即已将原来藏在手臂三焦经、大肠经及小肠经中的瘀渐渐化解排除。这是一个缓慢而渐进的复健过程，至今仍在进行之中。

用脉诊仪诊断，可以找到许多陈年旧伤，甚至是当事人早已忘记的旧伤。只要通过经络之风及能量之指标，就能找到受伤未愈之所在，也就是细菌躲藏之"水泊梁山"的位置。妥善加以复健，就能改善甚至反转各种老化现象及慢性病。

山寨版的不腐肉身

佛教的高僧在圆寂后，可能会出现两种情况，一是火化后会出现舍利子，二是成为未经防腐处理也不会腐化的肉身菩萨。腐化是细菌的杰作，身体不会腐化，表示已将身上寄生的各种会腐蚀身体、吃肉的恶菌都清除干净了。高僧因为修炼成功，将这些由伤寒引入身体的"细菌山寨"，或是外伤引起的"细菌梁山"，都清剿了，所以才能成就肉身菩萨。

我曾在《发现》（*Discovery*）看过一期介绍日本"肉身菩萨"的节

目，其实那只是日本人山寨版的"肉身菩萨"。

在日本，和尚是一种职业，以帮人念经、做法事来赚取生活费。他们平时喝酒吃肉，也允许娶妻生子。他们不吃素，肠道中的食肉菌不可能清除干净，再加上不守清规，不打坐，也不练功，又怎能将身上的恶菌清除干净呢？

这个节目叙述一个人（不一定是和尚）下决心要成为"肉身菩萨"，其做法的第一步是少吃食物；第二步是每天服食砒霜（毒物），由少量开始逐渐增量；第三步是尽量减少活动。由于吃得少，又吃砒霜，他不仅杀死了身上的细菌，同时也杀死了肠道中所有的细菌，因而一定会消化不良而体力不济。连续服食砒霜三五个月后，则会皮肤变白，形体消瘦。此时若自然饿死或中毒死，身体就不会腐化，而成为"肉身菩萨"。

看完这个故事，大家对细菌与我们共生、共舞的事实，一定有了更深的认识。

张仲景先是提出了伤寒杂病，后来又与温病结合，统称"内伤杂病"；而脉诊仪在这方面的最大发现，是"外伤杂病"。急性的内伤杂病，是因为姿势不正（脖子是重点）及外伤所致，使细菌有了与我们共生共舞的温床；今日抗生素之滥用，更加重了这个趋势，使外伤杂病成了各种慢性病的源头，进一步成为健康杀手。

﹃ 中焦、肺脉与肺脏

在诊脉中发现：上焦之病，脖子是主角；而中焦之病，肺是主角。

三焦为水道，肺为主管

中医古籍对肺的解析有以下说法：从生理功能看，肺主气，司呼吸，主宣肃，通调水道，外合皮毛，开窍于鼻；又以其生理特性分析，肺为五脏中之娇脏，不耐寒热，为全身之藩篱，出入之要冲，脏腑之华盖。

脉诊研究在经络定位上最大的发现是：肺脉为中焦之主频。所有在脖子以下、肚脐以上的血管中，都有第四谐波之共振频率。因此，身体这个部位若是生病、受伤，都要配合第四谐波来观察。

肺主气，司呼吸。此处之气，应为宗气，也就是血中之含氧量。有些人心脏很好，但因肺功能不好，无法通过呼吸将足够的氧气溶入血液，所以即使能将血液送达五脏六腑，但因血中之含氧量不足，也与心脏无力并没有很大差别。

肺主宣肃。这是个有趣的功能，其实应将其与通调水道、外合皮毛一起分析。

肺合皮毛。不只在脉之分配上有此特性，在功能上也有相同特性。

我们在研究高血压的用药时，就发现 ACEI（angiotensin converting enzyme inhibitor，血管紧张素转化酶抑制剂）能降血压，此药的药理为降低周边血管（皮毛）之阻力，从脉诊的角度看则为肺脉（第四谐波）增强。当我们研究 ARB（angiotensin receptor blockers，血管紧张素受体阻滞药）时，也得到了相同的结果。这两种药都是目前西药中最优良的降血压药，都有增强肺脉的功能。也有报告指出，有些病人服用这两种药后，治好了他们的高血压；甚至还有报告指出，有些糖尿病患者的症状也能得到大幅改善。这与我们的所知——肺部虚弱是高血压及糖尿病的致病因子——不谋而合。

由脉诊来看，肺合皮毛是合理的，而由功能来看呢？

肺司呼吸。但其实皮肤也有呼吸功能，只是效率没有肺泡高，功能没有肺泡强。肺的另一功能是散热。身体散热有两条主要途径，一是通过皮肤分泌汗液，再通过汗液的挥发带走热量；二是肺的呼气，随着呼气将大量水气带出体外。我们看到有些动物，例如狗，因为汗腺不发达，天气热时，它们就以喘息来呼出热气。因此，肺司呼吸亦合理。

通调水道呢？我们曾解释三焦经为全身之腠理，也就是真皮附近的一层血管，与心包经互为表里。《黄帝内经》中说三焦经是水道，所以许多过去的解释就不够清晰了。

水道是什么？我们在前书中已明确指出水道就是汗腺。

那么通调水道的肺经，与身为水道的三焦经，两者的功能要如何区别呢？

这个问题看似复杂，其实简单。先打个比方，水道是送水的，因为三焦经即全身汗腺所在之处，所以就是水道，像是河道之本身就是送水的通道。而通调水道的肺经，是管理河道、决定将水放出或留在河道中的管理员。三焦经能量充足，河道中的水就充足，但水虽充足却并不会自行流出，仍要由肺经决定是否打开水门，让水流出去。

这个问题用中药材的麻黄与桂枝来说明就会更直观。

在我们使用麻黄做老鼠实验时，的确发现入肺之脉波频谱的振幅增加了，同时还发现老鼠口鼻生成大量黏液，一不小心就会将老鼠淹死；如果使用桂枝来做实验，则几乎测量不到脉波频谱的改变。再看一下麻黄与桂枝的作用及性味归经。

麻黄：解热，发汗，松弛支气管平滑肌，强心升压，使中枢神经兴奋。味辛，微苦，温，归肺、膀胱经。

　　桂枝：解热，镇痛，温通经脉，助阳化气。味辛，甘温，归心、肺、膀胱经。

　　麻黄能升压，但不归属于心经。因为其升压之效用并不是因为心脏之血液供给增加，而是中枢神经之控制所致；其发汗及松弛支气管平滑肌的功能，也是通过神经系统实现的。麻黄入肺经之功能，包含打开汗腺之水门，让汗流出去，这与用麻黄所做老鼠实验中的老鼠口鼻充满黏液（因为汗腺不发达）有一致性。

　　而桂枝归属于心经，又助阳化气，但其效用为何不升血压，反而是温通经脉？尽管老鼠实验看不到脉波的频谱改变，但可以推断其脉波频谱之改变应是第八谐波（大肠经）以上频率有较大变化，因为老鼠的经络只到第七谐波（膀胱经）就没有了。且由温通经脉、助阳化气之功能，就能判定桂枝是入三焦经的。因三焦经遍走全身之阳气，可以疏通各经络，助阳化气。

　　在解释麻黄与桂枝的效用时，中药学教科书总是说桂枝将水液送到皮肤，而麻黄将水液由汗腺排出，两物相辅相成。经过以上说明后，更容易理解麻黄以入肺经为主、桂枝以入三焦经为主的叙述。桂枝通过三焦经将水充满，麻黄则通过对肺经之管控，将水放出来。

　　而肺主宣肃在此也就不难理解了。宣就是散热、出汗，肃就是不散热、不出汗，表示肺还管理散热与出汗之意。

肺为要冲、为华盖，最易受侵犯

　　肺脉与整个中焦有关。由于所有重要内脏大都在中焦区域，因而所有内脏的病变都与肺脉有关，进而也与肺相关。

肺掌管全身之散热、出汗，所以是全身之藩篱，也是身体呼气、吸气时与外界交互最多、最重要的管道。而且肺窍开于鼻，从鼻、咽喉、气管到肺，这是呼吸的主要管道，出入之要冲。

称肺为脏腑之华盖，是非常有意义的。

原因之一是在第四谐波掌管的中焦区域，肺所处的位置最高，其形状又像车顶一样呈打开状，故称其为华盖。

但是这个华盖为什么最容易生病呢？其中至少又有两重原因。一是肺为出入之要冲，所有空气中的病原、污染物，都会先进入肺，其开窍之鼻更是要冲之要冲，最先受到伤害；二是鼻子除了与肺直接相连，也和上焦的所有经络有关。

这个生理设计，原本可能是为了加强鼻子的供血，但其本身也有着巨大的缺陷——脖子出了任何差错，都会引起鼻子的病变。鼻病易得难治，尤其是慢性鼻炎，现在已成为患者最多的慢性病。

原因之二是肺在中焦的最上端又分成多叶，这也就是华盖的象形意义。

在肺中的血液循环有肺循环及体循环两个系统，分别由左、右心室供血，这两个系统要时时保持平衡，心肺系统的运行才不会出差错。

肺在中焦最高处，需要维持肺循环及体循环间的平衡，但当我们站立与坐着时，肺的上半部就会因血压不足血液无法到达高处而经常处在缺血状态。

以脉诊仪做诊断的结果显示，中焦最容易发生风的位置，是在肺的上部，也就是肺尖往下三分之一的部位。此部位因血液分布不均，只要受伤，就很容易留下长久的瘀块，这些瘀块于是就成了外伤杂病的源头，甚至引发高血压、胃病、糖尿病等各种慢性病。即使没有外伤，由急性伤寒引起的慢性伤寒，也可依照伤寒由表传里的过程，逐渐进犯身体核心。

这个位置，在站与坐时血液循环皆不易到达。所以我们生病时躺下，睡觉时躺平，都能增加此部位的血液供应，进而提升肺部功能，增加氧气吸收及废物排除的效率。

现代人的肺有如吸尘器

现代人的肺脏更是辛苦，空气污染让肺成了吸尘器，无论是抽烟产生的污染物，或被迫吸入的二手烟、油烟、灰渣、雾霾等，一旦进到肺中就很难被清除。

在脉诊时，只要看到肺气严重不足而心、肾并不虚弱的人，就几乎可断定其有抽烟的习惯。

抽烟的人以为只要戒了烟，就能立刻恢复健康，其实不然。我们做了一个大略的估计，抽烟十年，至少要戒烟八年，才能恢复至抽烟前约八成的健康水平。有人一听要花这么长的时间复健，而且还只能部分恢复健康，就会说："那戒烟又有何用？"

这么想就大错特错了。现在不戒，肺功能就只剩六成。戒烟后，至少不至于继续恶化，虽然恢复速度缓慢，但总是有在改进，至少可以从六成恢复到八成；如果继续抽下去，肺功能就会继续下降，从六成到四成、到三成。要知道肺气肿的病人，面临的是慢性窒息，这个死亡过程可是非常痛苦的。

前一阵子在大陆诊测了许多同胞的脉，发现他们的肺脉比平均值低。其中有很多女性同胞在办公室饱受二手烟之污染，肺气非常虚弱。她们表示，开会时室内经常烟雾弥漫，连坐在桌子对面的人都看不清。

想要强国必先强种，如果抽烟这种习惯继续流行，空气污染也不防治，只怕经济发展的同时，也会将新鲜的空气一并污染了。身体不健康，即使拥有金山、银山又有什么意义？

伤风、感冒、伤寒之异

"伤风"一词由《黄帝内经》而来，因风为百病之长，故它被认为是所有疾病的开始。"伤风"应是开始生病之意，因为鼻、咽等呼吸道的疾病是最为常见之初病，于是鼻、咽等呼吸道开始生病，就习用伤风一词。

"感冒"一词最早出现在北宋，本为"感冒风邪"，其间之演变甚为有趣。南宋时的馆阁，相当于今日的国家图书馆，为防止有人偷书，有值夜班的规定，而请病假的官员总是以"腹肚不安"为由。后来大学士陈鹄就提出"感风簿"与"害肚历"，来消遣这些请假簿上的理由。到了清朝，"感风簿"演变成了"感冒假"，也就是请病假最常用的理由。

"感冒"一词，直译应是"所感之风已经冒了出来"。近代词汇常说到对某人、某事很感冒，也是此意的延伸，有"冒出不满或不高兴之感"的意思。

而"伤寒"一词也出自《黄帝内经》。《伤寒论》对其定义更为明确，即冬天为寒冷所伤之意。西方有 catch a cold 一说，也是伤寒之意。但以《伤寒论》所述之内容分析，伤寒应为广义的病毒感染。

通过对上述三个名词的简单分析，我们可以知道伤风与感冒相当，伤寒则为较严重之病毒感染。

因为肺开窍于鼻，司呼吸，又为全身之藩篱、出入之要冲，所以不论伤风、感冒或伤寒，皆经常由此入侵。而肺为娇脏，不耐寒热，在五脏中最容易生病，且肺脏之病又以伤风、感冒、伤寒为大宗，每人每年平均总有三五次，大家也就习以为常，认为这些病只是休息一下就会好的小病。

也就是说，五脏之病，肺病最多，且以伤风、感冒、伤寒居多，所以要选择一项疾病来认真研究，自然非此莫属。

经过三十年来的脉诊观察，我们发现伤风、伤寒（尤其是病毒感染之伤寒）是人类健康的最大杀手，更是一切慢性疾病的根源。想对健康定义有更深入的了解，一定要清楚《伤寒论》及伤寒带来的后遗症。

≥ 从桂枝汤探讨中医对病毒感染的治疗

对于病毒感染引发的疾病，在此以发生最多的流行性感冒为例来探讨。

先被病毒侵入的是小肠、大肠或是三焦经。此时病人并不知道自己已感染病毒，因为只有鼻塞、流鼻涕、咽喉发痒等症状，与一般感冒无异。其实大多数病毒感染，如各种病毒性疱疹、腮腺炎、小儿麻痹症等，其初期症状皆与此相似，疱疹等特征总是较晚才会显现。

膀胱经通过各内脏之俞穴与内脏相连，一旦病毒侵犯到膀胱经时，症状就多了，会陆续显现发烧、恶寒等全身性的症状，这是一般轻微伤风、感冒所没有的。

天字第一方：桂枝汤

不论原来有些什么病，以脉诊仪做诊测，总是会测到这个伤寒脉，所以将其称为天字第一脉毫不为过。

伤寒脉，是病毒感染的标准脉象。供应营卫系统血液循环的第三、第六、第九谐波，受到病毒压制时其能量会全面降低，身体的抵抗力也随之降低。在病毒的突袭之下，身体的防卫系统虽然开始会措手不及，但很快就会调集"重兵"保护身体的重要器官。这些脏腑位于中焦膀胱经上，从脉上来看，就是第四、第七谐波相对上升，以增加中焦膀胱经之供血，保护最重要的器官。

只要能对伤寒进行彻底了解，则可谓对中医药思过半矣。由于这个伤寒脉很常见，并且也很容易通过手指把脉来进行辨别，因此，在扁鹊发明许多诊法、治法，《黄帝内经》提出完整的理论基础，医家托名神农氏对中药做了精细分类并将其功用整理成《神农本草经》之后，第一部兼容并蓄的实用性著作《伤寒论》便应运而生了。

这部书是以脉象的变化为纲的，在流传一千多年后，我们再以脉诊仪验证张仲景的脉象大纲，不仅有种得心应手的感觉，而且其精妙之处经常让人拍案叫绝，令人不得不佩服这位先贤一千多年前的先知先觉。

对应伤寒，《注解伤寒论》中有详细解说的第一方就是桂枝汤：

桂枝汤方

桂枝（三两，去皮，味辛热）；芍药（三两，味苦酸，微寒）；甘草（二两，炙，味甘平）；生姜（三两，切，味辛温）；大枣（十二枚，擘，味甘温）。

《黄帝内经》曰："辛甘发散为阳。桂枝汤，辛甘之剂也，所以发散风邪。"

《黄帝内经》曰："风淫所胜，平以辛，佐以苦甘，以甘缓之，以酸收之，是以桂枝为主，芍药甘草为佐也。"

《黄帝内经》曰："风淫于内，以甘缓之，以辛散之，是以生姜大枣为使也。"

其他如"麻黄、杏仁、薏苡仁、甘草汤""白虎加人参汤""一物瓜蒂散"等处方，则以"见金匮要略中方"简单带过。

依照《黄帝内经》所述，要发散风邪，就要补充阳气。而由共振循环理论来看，若风邪造成体表之供血不足，则须增加高频谐波之血液循环能量，而辛、甘味之药物就有发散能力，可将血液送达体表、驱逐风邪。《黄帝内经》认为风淫是战胜身体之卫气而得以侵入的，就应以辛味药来对抗，以苦味药来辅佐，以甘味药来调和所用之药，并用酸味药来收敛身体不需要的补偿作用。

桂枝是主（君）药，因为桂枝有辛甘之味；芍药及甘草是臣药，因为白芍有酸味，而甘草有甘味。

《黄帝内经》又说，风淫已进入体内，应以甘味药来阻止其进一步向里推进，并以辛味药物将其驱赶出去。

由此可看出，此方对于风邪入侵（病毒感染）有全方位考虑。它并不是直接提供新武器消灭病毒，而是有如大军作战般，在敌人抢滩登陆时，或攻破了己方最坚固的外层防卫时，或被敌人包围时，可采取的应对方法。

也就是说，桂枝汤能协助身体"调兵遣将"，利用身体内部的抵抗力——本就存在于血液中之"大军"，调节血液循环之再分配，达到将风淫驱逐至体外的效果。

中、西医对病毒感染之治疗差异

桂枝汤是中医药方之典范，对它的使用也充分显示了中、西医学的差异。

西医治病毒，用的是干扰素一类的药品。具体方法是：研究人员先观测病毒入侵细胞、繁殖、自细胞内爆出、再入侵细胞的过程，研究整个病毒复制过程需要的各种原料、酶或辅具；然后在病毒于人体内一再复制的过程中使用干扰素，让干扰素找到它所需的各种元素并加以干扰。

艾滋病的治疗，也是利用各种干扰药物干扰艾滋病毒的复制过程。先是从一种干扰药物开始，接着又研发出第二种、第三种新药物，但最后，这三种干扰不同复制过程的药都渐渐失效了。

于是华裔医师何大一提出了三合一疗法，他发现将三种药一起使用可以增强疗效。这件事并不是什么伟大的发明或发现，可是却受到中、西医界的一致赞扬。

中医界认为这是西药之复方，西药在向中药靠拢了。西药商更是乐不可支，原来全都要失去市场的三种药，每种都花了大钱去开发，眼见所有开发费用都要泡汤了，经由这个三合一疗法，全都"起死回生"，而且一起大卖。

中医治疗病毒的桂枝汤，是通过"调兵遣将"的手段，通过调动自身的力量来抵御病毒的攻击。

《黄帝内经》以酸、苦、甘、辛、咸五味再加上辛甘、辛苦、甘酸等综合口味来为药物之作用进行分类，这种分类法以今日之科技水平来看，似乎并不周延，甚至应该说是太粗糙了。更直接一点的说法就是不科学，莫名其妙。举个例子：如果辛甘味能增加阳气，那么吃甜辣椒就好了，或离谱些吃白糖炒大蒜也行。甘草有甘味，桂枝有甘味加辛味，那么甘草与桂枝在甘味部分是否有相同功效？被指称不科学的中医学，究竟要怎样说明白这件事，值得你我深思。

十二经络与健康

第二章

以感官作为功能分类与定位依据的中医学

在中药药性分类的流程中，首先要确认这是有疗效、可以运作的一味药，然后再进行功能上的分类。

中药药性分类的原则是五味，并且分别对应五种功能：酸→收，苦→燥，甘→补，辛→散，咸→下。

但是以五味为坐标的分类法，并不是一种完备的方法。就像选定的坐标，如果用 X、Y、Z 坐标表示，X、Y、Z 轴又相互正交，那么在三维空间的每一点有且只有一个坐标。如果 X、Y、Z 轴又加了 W、U、V 等相互正交之轴，这就成了六维坐标。

坐标定位与地址定位之差异

在地球上的任何一点，都可以通过经纬度定位找到。

以门牌号码为例，例如我的办公室在台湾省台北市南港区"中研院"的某一栋楼，最后再加上几楼和几号，一般人通过这个地址就可以找到我的办公室。但如果通过经纬度定位，自我的办公室与地球中心点连线，此连线与地球表面的接触点就是 X、Y 坐标。其实只需要精确的 X、Y 坐标，以及标示高度的 Z 坐标①，不需要详细的门牌号码也能找到我的办公室。

这样看来，以地址为基准，台湾省台北市南港区研究院路二段

① 在地球表面，比较适合使用"球坐标"，但为了方便理解，简化为 X、Y、Z 坐标。

一二八号物理所（或三号楼），再加上几楼，比坐标定位要复杂多了。如果地球上有两个台湾，台湾又有三个台北，台北再有四个南港……岂不是就找不到我的办公室了？

所以在编制省名、地名、路名等之时，就要有庞大的数据系统，还要经常整理，才能维持由地址运作的定位系统，而且要不断检查是否有重复，不断因应城镇与道路之变化而更新。

在远古时期，对地址的描述想必是村门口大树左转处第二家是阿虎的家，或是小河边第三家是阿美的家这般简单。只是后来人愈聚愈多了，才开始编巷、弄、院，一直到今天的楼、层、号。这一过程也经过了几千年的演化。

迁往世界各地的移民，总是喜爱自己老家的名称，例如美国就有好几个约克镇，但它们要如何区分于英国约克镇呢？于是纽约（New York，新的约克镇）就诞生了。

由地址与门牌号码的演变，再回头来看两千多年前《黄帝内经》对中药的分类，不就是村门口大树左转处第二家，或是小河边第三家这种分法吗？在那个年代，为数量不多的药物做分类，古人就想出了这个可以与人的味觉直接相关的分类方法。就如同古时的地址一定是用地形、地貌、大树、小河这些视觉上的特征来定位一样，两者是同样的道理，都是以感官作为功能分类及定位的工具。

由此可知，《黄帝内经》之药物分类学，不是不科学，而是没有与时俱进，没有随着时间演化。所以中医药的问题不是要科学化，而是要现代化。

事实上，中医理论发展始终未超越《黄帝内经》，难怪会像"龟兔赛跑"中那只很会跑的兔子一样。两三千年前中医领先西方很多很多，可是西方医学像乌龟一样，一步一步慢慢地爬了两三千年之后，终于赶上并超越了这只久睡不醒的兔子。

中医药理论的小宇宙

中医药之理论，一直在阴阳五行中打滚，滚了两三千年了，还没滚出这个"小池子"。

阴阳五行都错了吗？其实就像村门口的大树，村子边上的小河，虽然不是最佳的路标，但在小镇没有建起高楼、砍掉大树，没有将小河加上盖子以通行汽车之前，的确是可以运作的。

我们在前面指出，阴阳五行是正确度只有百分之七十至百分之八十的简化系统。所以中医药在应用此系统时，总是要强调有些例外，有些补充，以便将各种情况都硬塞进这个不太合身，但终究是件衣服的阴阳五行框架之中。

中医药不断地在做各方面的整理，希望把每个发现和发明都塞进阴阳五行的框架中。所以，我们只要找到一个例外，很容易就可以提出反证，证明其不科学。

这道理就像在苏格拉底或亚里士多德的年代，想要把物质与能量合而为一，因而试图把爱因斯坦的质能守恒理论也塞进其原始理论中一样。哪怕在现代想要把宇宙间所有的作用力都塞进统一场论也是同样困难的，有的甚至是莫名其妙的。

反观西方医学的发展虽然是片面的、局部的，但只要每一个新发现与新发明在一个很小的封闭系统内证明是对的，就可以逐渐扩大其用途。例如对胃的研究，首先了解胃的解剖，再了解胃壁的功能、消化液的分泌，如果生病了，会发生哪些变化，等等，一件一件来，先求真再求变。不像中医，总想要一步到位，想把所有中医药理论都塞进阴阳五行框架中，这个做法与真正的归纳法格格不入，只能说是"硬塞法"。

这个阴阳五行的理论，在中医药中被广泛应用。我们可以想想，这些两三千年前的原始分类，如果真是全盘错了，哪能经过两三千年来的试炼，在与不断进步的西医竞争下，仍存活到今天？

所以说，这个理论有其一定程度的正确性，我们作为炎黄子孙该努力将其现代化，将这个以大树、小河来定位，直接以五官感觉获得之信号分门别类所绘制出的"地图"，以现代化的基础理论、现代化的测量工具，将之标准化、数量化、单一化，使其与时俱进。如果阴阳五行理论果真是非常有道理的，那么我们也不妨对其进行补充，使其更为完备。

如何将中医药分类、定位，使其迈入现代化

我们锁定了"气"是中华文化的特色，也是中医药之基础。通过我过去所写的书的内容，大家应能大致了解气的意义。

在这里我要进一步告诉大家，阴阳五行究竟是怎样的一幅"地图"，从而明白我们应如何安排"地址"，应如何回归中医最基础的理论，以更扎实的辩证关系来建构中医药的定位系统。

解剖学是西方医学最稳固的基石：打开肚子，看到胃有个洞、肝肿了起来，甚或肠子黑了一段，便可知道病情。其实这也是望诊，只是不仅仅在脸上看，在体表看，而是还要进到肚子里面去看。以此为基石，西医建立了外科学，而外科手术也成了西方医学最为有效的治疗方式，中医无法望其项背。

时至今日，科技发展突飞猛进，有超声波、X光、核磁共振、正电子发射断层成像等影像工具，不再需要剖开肚子或头骨去做检查，就能知道骨骼、内脏、大脑的样子。内脏器官有没有穿孔，是不是肿大了，有没有硬块或是积水，都能直接被观察到。这是利用身体自然

结构所做的定位指针，可以通过视觉直接进行定位。

这个系统以视觉来定位，严格说来用的仍然是在大树下、小河边的方式，所幸这个以感官信息为指标的定位系统，并没有随着时间改变。相较于大树、小河这些比较不稳定的地标，肝、胃、心、肺等内脏的位置、形状，自古至今的变化并不大，因此西医用的地标比较类似大山的山脊、海陆相接之岩岸海湾等，是不易改变的大地形、大地貌。

现代人用的"全球定位系统"（GPS），是由人造卫星在外太空，以地球的经纬度为地球上的每一个地标、地物，甚至一间小茅屋定位。在这种定位系统下，每个标的只有一个坐标，只有一组数字记号。

中医所用的望诊，只限于身体表面，而切诊又只在体表测量脉波。那么在几千年前的时代，我们的祖先又是如何定位的呢？答案都在《黄帝内经》中。

《黄帝内经》是一部兼容并蓄的医书，除了五味、五脏，还提出了经络系统，并在脉诊上说明如何以"寸口脉"诊察全身疾病，提出"三部九候"的全身遍诊系统等。书中还收集了古代所有的"定位系统"，所谓海纳百川，以成其大。在下一节中我们将探讨历久弥新的"全身定位系统"。

≋ 中医之"全身定位系统"

经过三十年的脉诊观察，以及对血液流体力学进行的一些针对性研究，我们获得了一些关键性的知识。

中医的"全身定位系统"，一方面是非常先进的系统，另一方面又是非常原始的系统，这两种系统为一体之两面，一同流传至今。遗憾的是，现代中医师已不再理解全身定位系统先进的那一面，却只会使用五味、五脏、阴阳、寒热等这些原始的、粗糙的、以感官和感觉分类的定位工具，与西方精确的大地标、大地形的定位系统相比，就显得更粗糙、幼稚了。

这个最先进的系统早在《黄帝内经》中就已经完整地提出了，只是后来的中医没有进一步去发展。不过这个系统并没有消失或被抛弃，只是后继者逐渐丧失了操作这个系统的能力。

历久弥新的十二经络系统

这个古老而又先进的系统，就是十二经络系统。这个经络系统与地球的经纬系统一样，是对身体定位的最佳系统，再加上"三部九候"中之三部——上部、中部、下部，便可以对身体的左、右两区，各做二十二个部位的定位。

当古人将三焦定义为上焦肺、中焦脾胃、下焦膀胱时，就已将上部全部拿走了，而下部也去掉了一大半，只留下完整的中部及部分下部。那么这又该如何做全身定位呢？

当张仲景提出六经辨证时，十二经也去掉了一半。后来的八纲辨证或营卫气血辨证，更是把六经降为二经了。八纲为阴阳、表里、寒热、虚实。其中阴阳是骨干；表里是病变发展之趋势，表为阳，里为阴，仍未脱离阴阳之内涵；寒热是病之属性，是对病之特性做判断，是对治疗及用药之指导，已不是定位的功能了；虚与实则是病人本身之状态与病邪之实力间的对比关系，本身体力不足为虚，病邪强大曰实，也不是定位系统之一环。

所以八纲辨证只是依据二分法说明中医对疾病的看法。对病情在体表（阳）或已入里（阴）之定位，对病情是寒性或热性之判断，是指导治疗的大方针；而虚、实则是身体抵抗力与外邪破坏性间之消长关系。如以中医对阴阳之广义定义，都可将其视为阴阳学说在定位（表里）、病势（虚实）、治疗（寒热）上之应用。

而营卫、气血也是同样的二分法。营为里，卫为表，其所定位者为表与里的关系，是许多互为表里的关系中的一组而已，其特殊价值是因为营为脾经（第三谐波）、卫为三焦（第九谐波），此三、六、九谐波是气之出入最重要的管道。

"气行血，血以载气"是中医所有理论之基础，气为推动血前进以进入组织之原动力，而血是这个推力的载体。

就像空气与声波一样，空气为载体，这里的空气就是血的角色；而空气中之声波为推力，是气的功能。举个例子说明：如果一根管子中有空气，且气压与管子外相同，管子之中如有声波，那么不论在任何位置，只要有个小孔，声波就能把空气由管内推到管外。但是如果管内压力较大，即使没有声波，空气也能被推出管外（如同舒张压之作用）。不过，如有声波（脉波），推出管外的空气就可以更多，而且可依声波之强度（脉波之大小）比照收缩压，愈高则脉波愈大，也就是声波愈大，推出之空气就愈多。

如果把空气换成血，而将声波视为气，那么"气行血，血以载气"这个概念就不难理解了。

由此看来，气血、营卫仍是阴阳之扩大版。气为动态，为阳，血为静态，为阴，而营为脾经，为阴，为低频，卫则为三焦，为阳，为高频。

所以从《黄帝内经》之后，不论是八纲、营卫还是气血等分法，从定位的目标而言，都只是阴阳二分而已，并没有很好地发展和完善十二经络系统。

人体内的经纬线

我们如要对人体各部进行精确定位，就需要一个完整的经纬线系统，如同地球的经纬线系统一样，经线与纬线都是正交的，而且经度为 0°～360°，纬度为 90°～–90°，它可以涵盖整个地球。那么，在身体中有哪个系统是如此完备的呢？

西医将人体分为消化系统、循环系统、神经系统、内分泌系统、呼吸系统等，是以解剖及功能来进行分门别类的，非常容易以"望"诊来分辨，这是个很好的定位系统，也成就了今天西医在外科上的辉煌。

那么中医的经纬线系统又是什么呢？是在身上像地球一样画上直条、横条的线，还是像西医一样具有可以独立出来的外观及其特定功能？

《黄帝内经》之内容及马王堆等出土古文献之记载，都标注了十二经络之明确位置，我们可以清楚地看到一条一条的经络线。每条经络又分为左、右两边，这样十二经络就有了二十四条经络线。每条经络上面还明确标示了穴道的位置，而每条经络又与内脏相关。

这是一个非常精细的定位系统。但这个系统是怎么设计出来的？根据的是什么原理或什么生理参数？又与什么相关？

我们一直追随着脉——血液循环——从事中医之研究。因为脉波是中医理论发展的源头，而脉诊是对中医应用的核心思考。

心脏的脉动是相对稳定的，除非生病、发烧了。在静止时，我们每个人的心律几乎都是固定的，即使有些小的变化，也不会影响其大略的跳动规律。

这种跳动规律为重复的信号。在信号分析上有一个重要的定律："重复信号其组成之频率，只包含其基频之谐波。"基频就是这个重复信号的一个单位，是用以当作基础之频率。

例如心脏一分钟跳 72 下，这 72 下跳动是同一个脉波之波形重复了 72 次，所以每一次跳动就是一个基频，也就是 1.2Hz（每秒 1.2 次）。而根据"重复信号其组成之频率，只包含其基频之谐波"，就可以知道一个 1 分钟心跳 72 次的人，在其血管中传递的血压波。其组成之谐波有：

1.2Hz（第一谐波）

1.2 × 2=2.4Hz（第二谐波）

1.2 × 3=3.6Hz（第三谐波）

1.2 × 4=4.8Hz（第四谐波）

1.2 × 5=6.0Hz（第五谐波）

1.2 × 6=7.2Hz（第六谐波）

……

但真正在测量人的脉波时，我们发现到了第十一谐波以后，能量就非常小了，小到几乎无法测量。看到这种现象，我们决定分析到第十一谐波为止，也就是只分析从第零谐波（一个脉波的总面积）到第十一谐波的十二个谐波。

在经过许多生理实验后，我们更发现了每个谐波都会和与其相对应的器官及经络上之穴道产生共振。其中，第一谐波与肝及足厥阴肝经共振，第二谐波与肾及足少阴肾经共振，第三谐波与脾及足太阴脾经共振……每个脉波之组成频率，都与经络有一一对应之关系。

因为血脉压力波是一波一波的重复信号，在我们导出的血液波前进方程式中，自然也就是由这些谐波来组成特征向量（eigenvector）的。

换言之，以经络为特征向量，在人体内有自第零至第十一共十二个谐波，对应于十二经络。以数学的空间表示，就是十二维空间。而每个谐波又像 X、Y、Z 轴一样，是规范正交基（orthonormal basis），所以由此十二个谐波组成之十二维、正交之空间，就可以如同地球之经度、纬度一样，在身体上为任何位置做精确的定位，这就是全身定位系统可用的坐标。

地球只是个三维空间的实体，而人体是个十二维空间的实体，所以要在人体上找到不正常之处，比起在地球上找断层、找火山或预测地震、台风等困难多了。

目前我们熟知的消化系统、神经系统、呼吸系统、循环系统等，是以功能及解剖为定位之西方医学系统，比较像地图中之河流、山脉、道路、建筑等图案，是以感官可分辨之重要而巨大的形体作为地标地物的。这是一个很实用的系统，但并不是一个特征向量的系统，所以比较杂乱，无法简化为一个正交的完整系统。

古代的长安城，及后来模仿长安城规划的日本京都城，都将城内以纵横之道路分隔，呈棋盘式布局，就是想要用X、Y等特征向量来简化道路编排的好例子，如此可使城中之道路、门牌号码井然有序。

身体之经纬线是十二维空间之经络，每个经络为一个心跳谐波运行之通道，而相对应器官也与此经络中的穴道有相同的共振谐波。这就是我们要建立的健康导航系统，依照人体经纬线（十二经络系统）就能正确定位与导航。

由十二经络系统定义健康

在脉诊时，每个心跳之谐波，也就是特征向量，都分配到了一些能量，作为此特征向量之特征能量，而中医对健康或不健康的定义，就很容易由特征能量来进行规范了。

中医对健康之定义为"致中和"，就是各个特征能量值都维持在一个小的平衡范围之内，也就是十二经络能量之分配要中规中矩，只有充分供给各个器官及相对应穴道能量，才能维持身体之健康。

中医之六淫，就是因外来邪气的影响，破坏了此平衡状态。所谓"风为百病之长"，就是说所有破坏"中和"状态之外邪，第一步做的就是让受入侵之经络和与其相对应之共振频所分配到的特征能量不稳定。

而张仲景在《伤寒论》中以此十二维空间之坐标，描写了身体受到寒邪（病毒）侵入后的各种反应及治疗法。但实际上张仲景已经将十二维空间之身体，简化为六维空间之六经辨证。

当病毒入侵时，先由头、面开始，这就是所谓"太阳经受之"。由脉诊来看，天字第一脉伤寒脉的表征是第三、第六、第九谐波能量低下，同时第四、第七谐波能量上升，这种不降反升的现象是身体之补偿作用的脉象。

在以身体的经纬线为指针之导航系统中，我们可以很清楚地看到，病毒会先沿着小肠经（第十谐波）进入人体，而后到三焦经（第九谐波），此时脉波能量呈不稳定状，随后显示被压制；接着到第八谐波、第七谐波，至此受邪之病人开始会有些全身性的反应，出现畏寒、流鼻涕、咳嗽等症状；接着进入胆经、胃经，更严重者就会入脾经、肺经，甚至入肾经、肝经，最后因病致死。

这些过程及如何救治就是《伤寒论》想要告诉我们的内容。

《伤寒论》以经络体系为导航叙述病理及治疗方针，后代的中医不但无法理解这个先进的导航系统，去运作这个十二维空间的导航系统，反而将其简化为二维空间之阴阳、营卫系统，这是多大的退步！

总而言之，中医之经络定位体系与西医以各个生理及解剖系统定位的体系，终究不是使用同一个坐标的体系。一个关注经纬线，另一个则注重大地形、大地貌。近代中医虽然已由十二维空间退化到二维空间，但中医所说的表里、寒热，类似指出位置在北半球或南半球的季节里夏天或冬天的简单概念，仍为以地形、地貌作为指标之西医所不能理解。

中医在内科杂病之治疗上，哪怕方向正确，也会产生西医至今仍不能理解的奇特效果。可见在过去一两百年的中西医论战中，真是鸡同鸭讲，完全无法沟通。

而今，我们以血液循环理论为基础，以脉诊为工具，将这个十二维空间之经纬线再度明确地标示出来，希望能彻底解决彼此的疑问，并融合中、西医学，使我们的医学升华为一个中西合璧的崭新局面。

≈ 以十二经络系统来解析桂枝汤

让我们以此十二维空间之经络系统，来分析"天下第一方"——桂枝汤。

桂枝（三两，去皮，味辛热）；芍药（三两，味苦酸，微寒）；甘草（二两，炙，味甘平）；生姜（三两，切，味辛温）；大枣（十二枚，擘，味甘温）。

《黄帝内经》曰："辛甘发散为阳。桂枝汤，辛甘之剂也，所以发散风邪。"

《黄帝内经》曰："风淫所胜，平以辛，佐以苦甘，以甘缓之，以酸收之，是以桂枝为主，芍药甘草为佐也。"

《黄帝内经》曰："风淫于内，以甘缓之，以辛散之，是以生姜大枣为使也。"

前面我们遵循《伤寒论》的指导，以五味来为桂枝汤的功能做了一些诠释，也做了一些延伸。

现在我们以十二经络的定位系统，以"致中和"为健康之定义，再次来分析与诠释桂枝汤。

先来看看桂枝汤中的药材特性。

桂枝

处方用名：桂枝、炒桂枝、蜜桂枝、桂枝尖、桂枝木

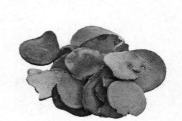

化学成分：含肉桂醛及乙酸肉桂酯

药理作用：解热、镇痛、镇静、抗惊厥、健胃、止咳、利尿和抗菌

性味：辛、甘、温

归经：归心、肺、膀胱经

功效：发汗解肌、温通经脉、助阳化气、平冲降气

应用：用于风寒感冒、脘腹冷痛、血寒经闭、关节痹痛、痰饮、水肿、心悸、奔豚

芍药

处方用名：白芍、杭白芍、白芍炭、酒白芍、炒白芍、芍药

化学成分：含芍药苷、羟基芍药苷、芍药内酯苷、苯甲酸、鞣质、β－谷甾醇

药理作用：解痉、抗菌、解热、消炎、镇痛、镇静和预防消化道溃疡

性味：苦、酸、微寒

归经：归肝、脾经

功效：养血柔肝、缓急止痛

应用：用于头痛眩晕、胸胁疼痛、泻痢腹痛、手足拘挛疼痛、月经不调、痛经、崩漏、血虚萎黄、自汗、盗汗

甘草

处方用名：甘草、蜜甘草、炙甘草

化学成分：含甘草酸、甘草苷、甘草苷元和激素样成分

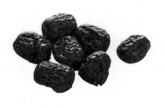

药理作用：有肾上腺皮质激素样作用，可抗炎、抗过敏、抗肿瘤、抗菌、镇咳、祛痰、解毒和抗溃疡

性味：甘、平

归经：归心、肺、脾、胃经

功效：清热解毒、止咳祛痰、补脾和胃、调和诸药

应用：用于脾虚便泄、胃虚口渴、肺虚咳嗽、咽喉肿痛、心悸、胸痛、痈疽肿痛、胃肠溃疡

大枣

处方用名：大枣、大红枣、红枣

化学成分：含千金藤碱、去甲基荷叶碱、阿醚洛宾、大枣皂苷、蛋白质、糖类、维生素A、维生素B、维生素C和钙、磷、铁

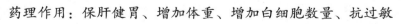

药理作用：保肝健胃、增加体重、增加白细胞数量、抗过敏

性味：甘、温

归经：归脾、胃经

功效：补中益气、养血安神

应用：用于脾胃虚弱、泄泻、痢疾、体倦乏力、紫癜和妇人脏躁

生姜

处方用名：鲜姜、生姜

化学成分：含挥发油，其中主要为姜醇、姜烯、姜辣素、姜酮、姜烯酚、天门冬氨酸、谷氨酸、丝氨酸、甘氨酸等

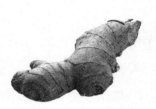

药理作用：祛风、健胃、抑菌、降温，兴奋呼吸、血管运动中枢，以及杀灭阴道滴虫

性味：辛、微温

归经：归肺、脾、胃经

功效：解表散寒、温中止呕、化痰止嗽

应用：用于恶寒发热、胃寒呕吐、寒痰咳嗽

桂枝补心（第九谐波）；白芍补脾（第三谐波）、降肝火（第一谐波）；大枣补脾（第三谐波）；生姜补脾（第三谐波）、肺（第四谐波）；甘草归心（第九谐波）、肺（第四谐波）、脾（第三谐波）。把这些归经的条件加在一起，就是以补脾为主，以补心（三焦）及肺为辅，而且可以清降肝火。

桂枝汤的处方对于第三、六、九谐波被压制的伤寒脉，的确有拨乱反正之效，具有将伤寒脉拉回"致中和"的力道。此外，甘草与生姜也入肺，能将入脾经之能量向中焦集中，而非下焦。严重急性呼吸综合征（SARS）造成病人死亡的原因，常常是免疫反应过度激烈，产生自体免疫，导致肺脏衰竭。因此，治疗严重急性呼吸综合征要抑制

免疫反应，则须使用肾上腺皮质激素。

桂枝汤使用甘草，其药理作用与肾上腺皮质激素相同，可抗炎、抗过敏……与治疗严重急性呼吸综合征时抑制免疫反应是同样的思路，可见此方之奥妙。

甘草是《伤寒论》中的常用药之一。在治疗温病（也就是细菌感染引起的传染病）时，甘草的地位就被生地取代了。生地之药性与甘草相似，同样以补心肺为主，但性寒滋阴、清热凉血，多用于阴虚低热、内热消渴、血热妄行、发斑发疹等症状，是以退热凉血、保护津液见长的，而非抗过敏。对于急性细菌感染的热病，病人的体液流失最为致命，在现代多以打点滴输液进行补充，在古代则是由生地来做退烧及保持体液的工作。

遇偏性的处理

张仲景又提出，如果病人除了伤寒，还有其他偏性该如何处理？

> 若酒客病，不可与桂枝汤，得汤则呕，以酒客不喜甘故也。

如果是个爱喝酒的人，就不适合桂枝汤。因其常饮酒，胃有湿热，故不喜欢甘味的桂枝汤。爱饮酒的人喝了桂枝汤，容易觉得肚子发胀而想吐。

人若饮酒，胃气会旺，所以西餐饭前常饮开胃酒。而酒又会引发肝火，因为酒精要由肝去代谢排除。

简单地说，少量喝酒会增加肾气及胃气，这是对身体有益的，可以改善血液循环、放松血管、降低血压；但是喝酒过量会引起肝炎，再过量些又会有反转效果，造成胃经及肾经的血流不足，引起胃的溃疡、萎缩，同时肾经能量也会由升转降，因而使下焦（肾之共振频率）和胃经沿线供血不足，久而久之，容易造成大腿与骨盆接头处的骨头坏死。

少量饮酒者的脉象与妇女怀孕之脉象相似，都是肝、胃脉上升。由此脉象判断是否怀孕，可靠度可能不够；但是妇女怀孕时喜呕，尤其是吃甜食易吐，这点与张仲景所指"酒客内热，喜辛而恶甘，桂枝汤甘，酒客得之，则中满而呕"似乎相合。

张仲景又说："凡服桂枝汤吐者，其后必吐脓血也。"这也可解释为何酒客服用桂枝汤不仅会"中满而呕"，更严重的，还会有吐血的情形。这是因为嗜酒之人，恐怕胃部已有溃疡，所以容易引起吐血。

《伤寒论》对于有此偏性之酒客，该如何治疗伤寒，并没有直接给答案，但是也有记载：

太阳与阳明合病者，必自下利，葛根汤主之。
太阳与阳明合病，不下利，但呕者，葛根加半夏汤主之。

葛根性凉，归脾、胃经；可发表解肌，透疹，解热生津，升阳止泻。所以当阳明（胃）受到侵袭而下痢时，就以桂枝汤为基础方，加上葛根来止泻。

半夏性温，归脾、胃、肺经，可燥湿化痰，降逆止呕，消痞散结，常用于妊娠时止呕吐。

《伤寒论》中亦有许多针对其他并发症发作时，如何下处方的指导。像是《辨太阳病脉证并治法上》中记载："太阳病，项背强几几，反汗出恶风者，桂枝加葛根汤主之。"如果后背及脖子僵硬，也要加葛根。

至于物理治疗的部分，其中有这么一段：

凡治温病，可刺五十九穴。又身之穴，三百六十有五，其三十九穴，灸之有害；七十九穴，刺之为灾，并中髓也。

太阳病，初服桂枝汤，反烦不解者，先刺风池、风府，却与桂枝汤则愈。

表示如果仍治不好，反而心烦，就先以针刺风池穴、风府穴，再服用桂枝汤，则病可愈。

《伤寒论》中对于物理治疗之提示并不少，如《辨太阳病脉证并治法上》中有"针足阳明""复加烧针"，在《辨太阳病脉证并治法中》也有"纵，刺期门""横，刺期门"，《辨太阳病脉证并治法下》有"当刺大椎第一间、肺俞、肝俞""当刺期门"，等等。

张仲景对于偏性更重大的病人，就不再沿用桂枝汤，而是发明了更多可深入治疗并能应付病症变化之处方，例如各种承气汤、四逆汤和小柴胡汤等，在这些名方中已经看不到桂枝汤的影子了。此后，《伤寒论》也因为种种流传于世的处方，而成就了其方书之祖的崇高地位。

印证伤寒论之心得

根据我们对《伤寒论》的了解，可归纳出以下几点心得：

1. 伤寒一病可引起各种疾病。病毒虽先从阳经侵入，但可能陆续引起各种偏性，诱发各种疾病。对人类而言，病毒是健康最大的敌人，它们会加速人体的老化，甚至造成死亡。

2. 在方剂中可以加味的方式，扩大矫正偏性的能力，但如偏离原方之适应证太远，就要另组新方。

3. 内服方剂再好，仍要配合物理治疗。以内服法用药矫正偏性是分区块的，如同脉诊一样。但因无法归经将药力引入左边或右边身体，故只能有二十二个区块，而这已是内服方剂之最高境界——完全对症。不过，物理治疗可直接处理一个穴道，比内服药改变脉波分配的力道大了几十倍，且力量集中，对于结节、病灶，必然有百倍以上之功效。

由此反推，如果因为外伤产生了结节、病灶等循环之破坏点，是否也会引发内服药方不易治疗的疾病呢？

西医重形，中医重势

其实《伤寒论》是非常好的导航地图，张仲景不仅告诉了我们一般人受到病毒感染之后要如何扶正，如何回到"中和"的大道上来，更告诉了我们，在病毒感染之前，如果已有一些宿疾又要如何补救。

一个平人，也就是处在"中和"的健康状态、没有偏性的人，好比车子仍开在健康大道上——仍保持着中和的体质及平衡的循环状况。

西医对平人的定义，重"形"，也就是外形。以解剖为标准，以望诊为主要手段，以看到的组织、器官之改变作为诊断的主要标准；而一些闻诊，如血液之检查，仍是以血液中之成分为目标的，查看其与标准值相差多远，确认是否有造成组织或器官病变之危险性。但那只是一个相关性的研究结果，例如血中胆固醇偏高。因为胆固醇是构成细胞膜的重要成分，所以推论血中胆固醇含量过高容易造成血管硬化。又因为血管硬化被科学家推论为高血压之重要成因，因而血中胆固醇高于平均值，就被视为造成高血压之重要因子了。

其实，"血中胆固醇过高→血管硬化→高血压"之间有两个推论，都是由相关系数之研究得来的，"→"表示有较高的相关性。其实也可能是高血压→血管硬化→血中胆固醇升高，或者高血压→血中胆固醇升高→血管硬化，等等，因为相关性并未指出明确的因果关系。何况目前知道的相关性多是胆固醇过高的人，其血管相对硬化的比例要高40%，或血管硬化相对严重的人，罹患高血压的概率要多50%。这些不是直接的因果关系，只是正相关而已。

所以现代西方医学仍是以器官、组织之结构改变为其诊断重点的。血压高是危险的，血压高的成因被推论为组织中的血管硬化。又因胆固醇过多是血管硬化之主要原因，故由此推论，血中胆固醇高会引起高血压。其中之重点在观察到血管硬化的事实，这个"形"的改变可以由"望"来证明，眼见为实，夯实了西医的基础。但是因为其只重"形"不重"势"，所以对疾病的了解，总是有点后知后觉。

何谓形势

在进一步探讨"势"之前，我们先讨论一下"势"是什么。

毛主席常说"形势大好"。"形"很容易了解，"形"就是现状、现况，例如某公司资本额是多少，营业收入是多少，毛利是多少，净利是多少，这些看报表就能得知，非常简单。

可是做股票的高手，总是进一步看营业收入之日变化、季变化、年变化，毛利和净利的月变化、季变化、年变化……这是看改变的趋势，也就是营收、毛利、净利变化的速度。

而做股票的最高级的分析师，则要针对公司研发的投入，新产品开发之大方向，新产品开发的进度等，做进一步的分析。

由物理学的术语来看，"形"是指现在的位置。例如一个气球现在停在5000米高空，这可以是一目了然的。

而"势"则包含了营收、毛利、净利之动态，就像是速度。一个在5000米高空飘浮的气球，如果每分钟下降5米或上升5米，那么

20 小时之后，每分钟上升 5 米的气球已经到了离地面 11000 多米的高度，而每分钟下降 5 米的气球却早已经降到了地面。

进一步看"势"，"势"是一种潜力，还没能成为净利、毛利、营利等确定的结果。改变变化之速度，用物理学的名词比喻，就是加速度，也就是速度的变化速度。

如果一个离地 5000 米的气球，目前以每秒 5 米的速度上升，而上升的速度每秒钟又增加 2 米，那么 10 分钟之后，上升速度就成为每秒 1205 米，20 小时之后，早就跑到外太空去了。

由此可见，所谓"势"就是加速度。在分析一个公司或任何实体时，"势"与"形"比较起来，究竟是一样重要还是"势"更为重要？

"形"是由过去的"势"所决定的，而现在的"势"又决定了未来的"形"。

商学或生理学，终究不是数学或物理学，没有一个永远维持正成长的公司，更没有一个永久不退化的身体。以上所举的例子，只是为了让我们了解"形"与"势"之间的关系，以进一步分解中医与西医在健康这个问题上、在视野或雷达上所看到的不同之处。这也是中西医在根本上的不同。

西医以大地形、大地貌为其对健康诊断的主要定位、定标。所以当这些地标、地貌有了重大改变时，医生就能知道你"生病了"，再以外科为主的手段，将这些损坏或变形的器官、组织修正过来或将之移除。

而中医以脉诊为主要诊断手段，以"中和"为健康的标准，当脉诊发现异常时，就知道生病了，或是快要生病了。

西医的诊断方式与工具是大家经常接触与使用的，应该非常熟悉。X 光、内视镜、核磁共振、正电子发射断层成像等医学影像，都用于观察这些内脏和组织之变形、变异。西医是以眼见之物为凭、以形取胜的医学。

而中医则以脉诊为诊察之主要工具。那么脉诊究竟能看到什么呢？脉诊这项原始而古老的技艺，既奇幻又神秘，不知有多少传说、神话围绕着这项传统的技艺展开。但自《黄帝内经》以来，由十二经络加三部九候，将全身分为四十四个区块的诊断方法，已退化为二分法，只剩下阴阳了。

如果不能正本清源，不能真正了解中医脉诊的基本架构，只在《黄帝内经》以后的文献中打混，又怎能找到中医精髓？

脉诊的领悟

若让中医脉诊在《黄帝内经》的指导下，以现代的科技将之执行，那该是个什么光景？

在我们研制、使用脉诊仪达三十年之久后，有些心得与大家分享。

脉诊是以十二经络、三部九候为坐标之全身性定位系统。脉诊不仅可以通过十二经络为身体精确定位，找出各个器官、组织已经不正常的微细变化，而且还可以通过"风"之指标看出未来趋势——这个不平衡，下一步将朝哪个方向发展，会有哪些后继之病变或并发症，又有哪些新症状即将发生……

两千年前，张仲景所著之《伤寒论》虽然只是应用了《黄帝内经》的部分指导，但其所领悟的伤寒传变及治法，已能体会这个精神的大要。

而在今天，有了诸如高解析度传感器、数字化数据分析工具等现代化的科技仪器之后，我们应当更充分地发挥《黄帝内经》之指导作用，超越张仲景之领悟才是。

中医看老化与湿

ᴣ 人的老化由阳经开始

在从事脉诊研究的过程中，我们的第一个重大发现是伤寒脉，其表现为营卫之气受病毒所制，身体则以派"重兵"保卫中焦作为应对。

第二个重大发现就是人的老化由阳经开始。

这与金元四大家之一的朱丹溪"阴常不足，阳常有余"的观察似乎背道而驰。我们发现，所有的风都是由阳经开始的，而且是从最高频之小肠经开始的，接着是三焦经等阳经。一般而言，除非某个经络受到了外伤，否则依照自然老化的规律，人总是从能量分配较低的经络开始老化的。

《难经》上说"五脏属阴""六腑属阳"，又说"数者腑也，迟者脏也"，即心、肝、脾、肺、肾，此五脏属于阴；胆、膀胱、大肠、三焦、小肠则属阳，而六腑中的胃是半阴半阳的过渡器官。"数者腑也"，表示腑的共振频率较高，是以振动得比较快；"迟者脏也"，表示脏的共振频率较低，是以振动得比较慢。这与我们发现的心包（第零谐波）、肝（第一谐波）、肾（第二谐波）、脾（第三谐波）、肺（第四谐波）、胃（第五谐波）、胆（第六谐波）、膀胱（第七谐波）、大肠（第八谐波）、三焦（第九谐波）、小肠（第十谐波）、心（第十一谐波？）不谋而合。

心经是否为第十一谐波？之所以放上一个问号，是因为其关联至今仍未成为定规，因为心经如为第十一谐波，则其能量之分配，已接近我们设计的机器之极限，所以目前暂且存疑，等设计出更好的测量工具再来确定。

这十一个已经证明的经络，分配之能量在手腕动脉，不论以寸、关还是尺进行测量，除非得了病，而且有些严重，否则其谐波能量的高低总是排在前面的数字越小其谐波能量越高，也就是：

能量（一）＞能量（二）＞能量（三）＞能量（四）……括号中之数字表示谐波序。

由能量之分布，也可知道人体本身对此经络之重视程度。愈重要的经络所分配到的血液愈多，所以当人体开始老化时，重要的经络也就撑得愈久。

西方对老化的看法

在进一步讨论人的自然老化之前，我们先来探讨一下现代西方医学是如何看待老化的过程的。

西方对老化的研究中最引人瞩目的发现是端粒（Telomere），这个发现曾使一家公司的股票涨了几十倍，因为大家都认为找到了老化的机制，也就是找到了老化的原因，就可以进一步控制老化了。

端粒是人类基因中的一部分。像从前剪格子计算乘车次数的车票一样，有一定的格数，每用一次，就剪掉一格。这个基因中的车票是这样运作的：细胞只要经过一次分裂，就会剪掉一格，等到车票的格子都剪完了，细胞也就死了。

细胞分裂时为什么总是会少一

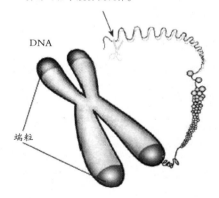

复制时多出的一段，就如车票上被剪掉的格子般会被放弃。

DNA

端粒

图二　DNA 端粒示意图

段 DNA（脱氧核糖核酸）呢？这道理不难理解。DNA 为了要复制，一定要把双螺旋的两股 DNA 先打开，并分别在两股 DNA 之上，以原来的 DNA 为样板，复制出完全相同的两个 DNA。这个过程之中，一定要有一个固定点，将原来的两股 DNA 缠在一起。复制至最后阶段，只好把原来缠结在一起的最后一段放弃，于是两个新的 DNA 就做出来了。这两个新的 DNA 与原来的 DNA 一模一样，只是少了最后的一段，即原先将两个单股 DNA 绞在一起的片段。每次细胞分裂，总是要将两股 DNA 绞在一起的最后片段丢掉，所以也就造成了愈剪愈短的情况，像剪格子式的车票一样，每用一次就少一格。

有没有办法维持端粒的长度呢？发现端粒的公司又发现了端粒酶，它可以延长端粒的长度。癌细胞可以不停生长的秘密，就是可以自行用端粒酶延长自己的寿命，以致可以永生不死。那么细胞是不是就能长生不老了？不久后人们发现，正常细胞的寿命是有限的。这个时候，发现端粒的那家公司的股价就被打回了原形。

在做细胞培养时，不论使用的培养液调配得有多好，正常细胞的寿命总是有限的。目前使用最广的培养细胞叫海拉细胞（HeLa Cell），是由 Henrietta Lacks 女士的子宫颈癌细胞培养出来的。因为海拉细胞是癌细胞，所以理论上可以永生不死。

一般的细胞，只能培养几十个世代。而由年纪愈大的人身上取下来的细胞，其能培养的世代愈少。

例如一个婴儿的细胞可分裂四十余次，一个六十岁人的细胞就只能分裂二十余次了。由此现象可大略推估，人类的寿命不容易超过一百二十岁，因为六十岁时，细胞的端粒已经剪掉大约一半的格子了。六十岁的两倍，就是一百二十岁。

何况所有的外伤、内伤都会造成细胞死亡。而为了补充死去的细胞，我们的身体就会加速细胞的分裂，让我们更快用完这张四十多格的"端粒车票"。

但是不论怎么打折，人也不应该七八十岁就死了。现今医学最发达的国家是美国，而医疗资源使用最多的也是美国，可是美国人的平均寿命在世界各国中仅排名第四十，比我国台湾地区的排名第三十九还落后一名，而前三名则分别是日本（82.73 岁）、瑞士（81.81 岁）、中国香港（81.61 岁）。中国台湾人民的平均寿命为 78.19 岁，美国为 77.97 岁。在 2011 年的一项研究统计中，我们可以进一步看到导致美国人死亡的主要原因：

1. 心脏病

2. 肿瘤（恶性）

3. 慢性下呼吸道疾病

4. 脑血管疾病

5. 意外

6. 阿尔茨海默病

7. 糖尿病

8. 流行性感冒及肺炎

9. 肾炎及肾衰竭

10. 自我伤害（自杀）

11. 败血症及菌血症

12. 慢性肝病及肝硬化

13. 高血压及高血压性肾脏疾病

14. 帕金森病

15. 因固体或液体引起之肺炎

这些导致美国人死亡的主要原因，除了第 8 名的流行性感冒是病毒感染、第 11 名的败血症是细菌感染之外，其他多是慢性疾病或器官衰败所造成之死亡。

我们不禁要问，为什么西医不会治疗慢性病及器官衰竭，反而使其成为导致人死亡的主要原因呢？

西医治病，对健康的定义重"形"，急性的病来势汹汹，一下子外形就改变了，因此研究起来比较容易，做实验验证也比较容易。可是器官衰竭之类的慢性病，一般而言，其外观变化较慢，甚至无法通过外观直接看到。即使外观、外形有所改变，其过程也是踩着细碎的步伐，进五步退三步，其改变也并不明显。

观气色以探查身体状态

在中医的诊断中，脉是主要的依据，而依据脉的原理，我们提出了中医重"势"的观念，以与西医重"形"来进行对比。

中医也有望诊，原理与西医是一样的，只是中医有"善观气色"的说法。气色又是怎么回事？

对气血的观察与现代血氧浓度计的原理有些关联。血氧浓度计是一种非侵入性的医疗仪器，常把它夹在重症病人的手指上，用以监测动脉中血红素含氧量之变化。这个机器就是利用光的波长来进行测量的（透射原理），含氧血红素的吸收波段在 660nm 之内，仅为无氧血红素在同一波段的十分之一左右。所以，比较 660nm 与 940nm 之吸收量，计算两处的含氧血红素的倍数关系，就可知道有多少比例的血红素带有氧气。

中医讲究望而知之，所谓"观气色"也是相同的原理。光谱中的可见光的颜色有红、橙、黄、绿、蓝、靛、紫，如果含氧血红素多，在 600nm 至 700nm 这个波段范围之间的吸收差，脸色就会是白里透红的样子。但如果是无氧血红素，在 450nm 至 500nm 之间，其吸收的能量就会比含氧血红素少很多，反映在皮肤颜色上就偏暗蓝色。当然，这些只是相对的比例，通过训练人的肉眼是可以分辨的。而 940nm 是红外线的波长，人的肉眼无法看到，只有通过血氧浓度计的光电传感器才能进行测量。

其实，"观气色"还有更深一层的道理，这个道理与循环有关。循环不畅，时间久了，皮肤就会粗糙无光，这也是判断皮肤表层肌肉缺氧的因素之一。

由前面所述，中医之"观气色"基本上还是与循环状态有关。

我们多花了些文字讨论望诊，只是要强调中医的基础诊断大多集中在对供血（氧）状态的观测上。中医由脸看气色，因为这是阳经集中之处；中医喜欢看手掌的颜色，检查指甲，也因为这是循环的末端，如果全身供血（氧）充足，手掌就会呈现颜色粉红、皮肤细致、指甲明亮的情况，反之就是供血（氧）不足了，要生病了。而脚底按摩也可用来诊断一些疾病，道理也是相同的。

血液的分配与健康趋势息息相关

中医的诊断以供血（氧）状态为主。那么供血（氧）在生理上有什么意义呢？血在身体中是携带氧气、营养的工具，也是将二氧化碳及各种废物带走的工具。血在身体健康中的角色是独一无二的，所以中医就提出"目受血而能视，足受血而能步……指受血而能摄"的说法，表示所有的生理功能都是非血莫行的。

在日常生活的经验中，与血最类似的例子是钱。在我们日常的生活中，许多事情都是无钱莫办的。但是以钱来比喻血，仍不足以说明血的重要性，或许空气、阳光、水，再加上钱才可以。因为钱只在买食物、买运输工具、买电视、买电脑等衣食住行的用品时才用得到；但不要钱的空气、阳光或水，更是不可或缺的。所以把这四个要素加在一起，其重要性就大略接近血对于身体的重要性了。

为了说明血的重要性，我们退好几步，还是拿钱来做比喻吧，钱是大家都在想的。

一家公司现在价值多少，是"形"。而它未来可能发生的变化，成长、兴盛、衰退、破产，则是"势"。这在前面的篇章中已经讨论过。

要看一家公司的未来走势，一个很简单的办法就是看这家公司的现金流量。如果其现金流量出大于入，就表示公司在衰退；只出不入，公司就会萎缩；入大于出则说明公司正在成长。从现金流的角度来分析了解公司发展的"形"与"势"是一种简明扼要的方法。

中医的诊断与治疗，都是提纲挈领的，即抓住现金流——血液之分配状态，所以中医重"势"。

中医看老化，湿是关键

中医的诊断是观察血液分配的合理性，其治疗是矫正血液分配的偏性。

有了这个认识后，我们再来一一分析中医认为的致病的因子"六淫"——风、寒、暑、湿、燥、火。由中医的理论来看，老化究竟是怎么回事呢？老化之"形"又以何为代表？

风：风为百病之长。风表示不稳定，供血不足，时有时无，这与供电不足时，电灯就忽明忽暗是一样的道理，所以任何地方供血不足，都是病之将至的表示。但我们只能把风看成一个指标，我们可以用风来观察一个人的供血状况，观察疾病的发展方向，就是不能用它来表达老化的状态或"形"。

寒：伤寒对身体的戕害最大，伤寒脉是天字第一脉，所以寒是摧残健康、致人死亡的主因。但它也只是一个动作，是催老的主要动力，也不是老化之"形"。

暑：中暑，受热，只是伤人而已，也不是老化状态的代表。

燥：身体缺少水分，因而导致身体的抵抗力降低，使身体被病毒感染的机会增加。这可能是老化现象之一，但还不是老化状态的代表。

火：在中医里是指发炎的状态，是受细菌感染后之状态，与伤寒一样会摧残健康，但也不是老化状态的代表。

湿：水湿在身体的组织器官中聚积，成为细菌、病毒躲藏的温床。

我们认为，由中医之观念看来，水湿在身体的聚积过程，就是人类或动物老化的过程，寒、暑、火则是老化的推手，燥可以是老化的现象之一，风则可视为生病的动态指标。

➤ 湿与老化

水湿是如何产生的？在前面关于水肿的相关章节中已明确指出，是因为供氧不足造成二氧化碳在组织中堆积。二氧化碳溶于水中会产生碳酸，再水解为 H_3O^+ 与 HCO_3^-，皆是自由基，而 H_3O^+ 又是酸根。

湿就是酸水

现代理论认为，自由基与酸化体质是人体衰败老化的主要原因。由于水湿凝聚在身体各组织之中，细胞与细胞之间也充满这种饱含自由基的酸水，造成细胞间隙扩大，使细胞养分、氧气供应更加恶化，从而产生更多二氧化碳，如此恶性循环。

人体为了不让酸水侵犯重要的器官及组织，于是就用绝对不漏水的油脂将多余的酸水打包起来，放在下巴、肚腩、大腿、上臂等比较不碍事的位置，但是多余的酸水仍在身上各处"曼舞"。

关于急性伤寒，张仲景在《伤寒论》中给了很多说明，不仅有病之发生和以后传变的内容，还有各个阶段治疗的内容。当急性的病毒感染发作之后，我们的身体是否真有能力终结所有的后遗症并恢复健康？

现代医学若在血清中找不到病毒了，在发炎处（如咽喉），痰、尿等体液或取样的样本中找不到细菌了，就认定为病毒或细菌已经被清除了。真的是这样吗？那么单纯疱疹病毒 HSV-1 和 HSV-2，或人乳头状瘤病毒 HPV 等长期潜伏在体内的病毒是怎么回事？潜伏的细菌无处不在，像是肠中之细菌、口中之细菌……可说是千万上亿，都与我们共生着，有些可以促进我们的健康，但更多的则危害着我们的健康。

对抗这些病毒或细菌的侵犯，身体依靠的是自身的免疫能力及白细胞（也可视为免疫能力的一部分）。这个系统经过千万年的演化，已学会如何辨别敌我，如何分别益菌、恶菌，也学会了选择性地将不利于人体的异物消灭并清除。

这些免疫能力之展现，要依靠血液输送。

首先由血中的"侦察队"搜索敌踪，在发现"敌人"后迅速接近"敌人"以搜集情报，确定入侵"敌人"的性质并向中枢汇报"敌人"的数量，然后由中枢派遣"应急部队"（白细胞）前去支援，同时在后方组织相关的"主力部队"，开赴前线。

这里最关键的角色是血液，它先送出侦察队，然后带回侦察队，引导白细胞展开第一阶段的防御，再送出特定情报队，确定敌人的特性、武器、装备，把敌人的详细信息带回中枢，以便中枢决定动员的武力数量，并将配有适当装备之大军送到前线作战。也就是说，在我们抵抗入侵者时，所有信息的传送和人员武器的输送，全都要以血液为交通工具。在这些环节中，任何一个失误，都将降低作战之效率，使外敌占领更大的领域。在这个过程中，任何一个重要据点（维持生命之主器官或功能）被破坏，我们就会夭折了。

这里所举的例子是身体与外敌"大战"的状况，其实身体中的"小战"几乎天天发生，时时发生。外敌一直都在找机会入侵并占领我们的身体，及至最后消灭我们。这场战争持续了千万年，病毒、细菌不断被消灭，又不断地重新演化。生物也是一再繁殖出下一代，重新装备上场。双方都以生殖的方式延续着大我的生命。

我们所探讨的生物个体的老化过程，其关键就是血液的功能是如何退化的，上述所有的作战能力是如何降低的，不论是小战或大战。

当血液的功能逐渐退化，我们身体的防线也就随之松垮，最终全面失守。中医所看到的六淫：风、寒、暑、湿、燥、火，其中湿是慢性的、堆积的，而湿就是酸水，即充满二氧化碳的酸水在身体里不断堆积、堆积、堆积……

这就是中医对老化的观念，与西方端粒的观念完全不同，但又与西方认为老化是身体像物理系统一样，熵不断增加，以致人体系统内的混乱和无序最终造成死亡的看法有些相似。只是中医对熵的增加提出了确切的元素，因而可以追踪，甚至可以反转此过程，就这个角度而言，中医可是比西医科学得多了。

肾为先天之本

我们在追踪老化的过程前，必须先了解几件事。

首先，由对湿的了解来看，老化的关键有两个重大因素，其中之一为基本的因素，或是先天的因素，也就是中医常说的肾为先天之本。

湿是因为二氧化碳在身体内排不出去，形成酸水，进而在身体里堆积，推动湿的扩大与身体的老化之进程。中医为何会提出肾为先天之本呢？

在长时间的脉诊观察中，我们很早就发现，实验中的老鼠如果其肾气强旺，则其皮毛发亮，动作敏捷；若把老鼠的肾动脉夹住，它的脉波变化（减少共振）也较大。转而观察人时，则发现如企业大老板之类事业有成的知名人物，也就是敢于创新、勇于冒险的人，都有肾气很强旺的共同特性。

所以，中医认为肾为先天之本，应是长时间观察之后的心得。我们了解到身体的动脉是个连通管，所有动脉之中都没有分隔，而心跳又是周期性的，那么这种系统必定有相生、相克的现象。

肾气强旺会带出哪些相关特性呢？

第一，心会较强：肾强则静脉回流一定好，又因为心肾相交，所以心脏也会跟着强。所以中医在脉诊时，总是将心脏与肾脏一起分析来当作先天之本。

第二，肺会较强：肾是第二谐波的共振，肺是第四谐波的共振，第四谐波为第二谐波的两倍频，二者有很强的相生关系。因而肾强的人，肺也容易强。

由此可以看出端倪：肾强的人，同时心、肺也会强，所以肾为先天之本的道理就很容易说明白了。

湿是由于二氧化碳排不出去造成的，而将二氧化碳排出体外是心、肺的职责——肺负责氧气之吸入及交换，同时将二氧化碳呼出；心脏则通过血液负责氧气和二氧化碳之输送。要请走二氧化碳这个"瘟神"，心与肺的功能缺一不可。

其实中医对肾的认识不仅仅包括前面所述这些要点。中医还有一个常用的术语，叫"肾阳不足"，译成白话就是"肾脏没有能力提升第二谐波以上各个谐波的能量"。中医还观察到，肾脏在提升高频谐波能量方面也提供了很大助力。加上这个观察结果，更有利于人们理解为何中医会认为肾为先天之本。

先天不足是个很令人沮丧的现实。肾虚的人是不容易补救的，即使长时间锻炼、运动，见效也是缓慢的，这些方法我们将在后面进行介绍说明。积极地改进先天之本会是个缓慢的过程，需要漫长的岁月；但相对简单也比较容易做到的是，不要再让已有的本钱虚耗掉。

脾为后天之本

中医认为脾为后天之本。这个说法，也有好几个指向，就像四面佛一样。

第一，脾掌消化，由饮食来调整身体是既快速又有效的方法。现代营养学已经有了巨大的进步，就不再多说。

第二，脾是免疫力的根源。身体之卫气是第九谐波，而第三谐波（脾）、第六谐波（胆）、第九谐波（三焦），互为谐波，为气之出入途径。

第三，脾统血。所有内外伤出血都会伤害到脾，而瘀血与湿的排除也依靠脾之运化。

第四，炼气、补气之饮食，以及使用中药多能补脾气。脾是最容易以食补或功法来增强的。因为脾是免疫力、抵抗力的根源，所以身体对抗病毒、细菌等外邪的进攻，总是在营卫之气上见消长。

自然老死——无疾而终

经过了前面的铺陈，我们再来仔细分析老化的过程。

正常的老化，是不可避免的。我们的细胞用完所有端粒之后，或是耗尽在生命维持上不可或缺的某一种细胞，我们就必定走向死亡。这种自然死亡应是"无疾而终"，觉得没有元气了，于是就闭上眼睛，不再睁开。

这个过程大约是多少年呢？依人类端粒状况估计，上限很难超过120年，而大部分的人在90至105年之间。所以，能够健康地活到九十多岁的人，大多都是无疾而终的，坐着、躺着就闭上了眼睛，这就是一个理想、完美的人生句号。因为油尽灯枯，生机已绝，就不会再有痛苦的卧床，不会全身插满管子，咽不下最后一口气。而早夭的人，就像一部车子油箱中的油还有很多，引擎不愿熄火，但是车子已经坏了，所以也就只能发出巨大噪声、冒着黑烟、忽快忽慢地往前行进着，痛苦不堪。

在正常的老化过程中，湿是没有立足之地的。这种油尽灯枯的无疾而终，显然不是湿（酸水堆积）造成的。人的一生中每次生病受伤难免会折损某一种或几种细胞，身体为了补充这些折损的细胞，就会加速细胞分裂，这就会导致细胞寿命大幅减少。小病小伤减个三五年，大病大伤减个十年八年，加总起来就减少了二三十年的寿命。

不正常的老化——湿邪堆积造成慢性疾病

不正常的老化，最常见的是含二氧化碳的酸水堆积，也就是中医所说的湿邪在身上漫开，使细胞之功能逐渐降低，以致身体的基本功能逐一降低效率。而在现代医术的补救之下，人虽然仍能活着，但是生活质量也是与日俱下。

从中医的角度来看，各种慢性病都是由湿而来的。湿藏在不同的器官或组织中，造成不同功能的恶化，逐渐引发形形色色的慢性病。

在现代医学的产物（如抗生素等）的推波助澜之下，许多急性发炎也都转为慢性发炎，而细菌之聚集处也成为新的酸水制造中心。

在过去三十年的脉诊过程中，我们逐渐归纳出身体老化的一些规律。这些规律，在以经络为经纬线作为定位系统之前，是无法辨认的。过去几千年的中医发展，并没有在以十二经络为基准的诊断上提升能力，因而也就没有能力分辨这些老化现象。也因为时下主流的望闻问切不能察觉这些老化现象，所以它们就被视为"未病"。

以十二经络为经纬线，以"致中和"为平人之标准，这个全身定位系统非常精确，目前我们也仅了解了其中一部分，而且也只是开发了很小的一部分，但我们已为其所折服。

≈ 发现新病种之一：慢性伤寒证

脖子是慢性老化的第一个热点，这是由十二经络定位在颈部的新发现。

我们先由脖子的解剖学来看这个发现。脖子的肌肉大多是与颈上脊椎骨平行的，而不像背部肌肉多与脊椎骨相垂直。这个设计给了脖子极大的转动空间，不过却牺牲了脖子的稳定性。与胸部、腰部相比，脖子的转动较为自由，但是胸椎、腰椎却不太会扭曲变形。

这样的设计对人类非常重要，尤其是对古代的人而言。古代的人要打猎、打仗，脖子要不断前后、上下转动以应对各个方向的猎物或敌人；而现代人最常做的是低头玩手机、玩电脑，长期低头的结果，就是脖子斜了，颈椎也歪了。

慢性伤寒证的发生

前面讨论《伤寒论》时，曾提到伤寒之发病，病毒总是先抑制人体的免疫反应，也就是将营卫之气与第三、六、九谐波的能量往下压，使得人体失去抵抗力。

现代人的生活节奏本来就让我们的脖子非常疲乏了，再加上有些低头族，整天低着头玩手机、玩电脑，很容易造成颈椎移位。而颈椎侧边，耳垂后方，正好是胆经与三焦经通过之处，所以胆经、三焦经都会因此而受到压迫。又因为第三、六、九谐波有相生的特性，所以当第六或第九谐波受压迫时，会同时影响到第三谐波。于是第三、六、九谐波会同步出现不稳定的现象，能量不足进而导致抵抗力下滑。

这种低头族很容易受病毒感染。由伤寒脉来看，以往是病毒侵入身体后，抑制了这第三、六、九谐波之能量，以利其进一步入侵；而今由于颈椎位移形成压迫，自己压低了营卫之气，病毒正好乘虚而入。就急性的伤寒感染而言，这种人常罹患感冒，而且很容易重复感冒。

想要赶走或消灭病毒，低头族需要付出更大的力量和更多的时间，也就是会病得更重、更久。而更大的问题出在免疫力上，营卫系统能量低下，就很难将病毒完全驱赶出身体。

受到病毒感染后，因为自身抵抗力不足，所以体内的细菌也会随同作乱。即使病毒后来被赶走了，但抵抗外邪的营卫之气仍旧受到颈椎压迫而不得伸张，于是细菌也就会明目张胆地长驻在身体之中。我们将这种因颈椎不正与伤寒外感的交互作用引起的慢性细菌长驻体内的状况，称为"慢性伤寒"。

这种慢性伤寒的症状在一般诊断中看不到。如果你很容易重复感冒，一感冒就咳个不停，或是感冒长期不愈、进一步诱发气喘，那么

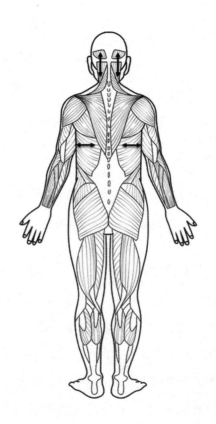

图三　颈椎与背部脊椎肌肉分布示意图

　　从人体背面的肌肉示意图中可看出，在肌肉纹理的分布方向上，颈部附近多为与脊椎平行，自由度较高，方便颈部扭转；愈接近躯干就愈与脊椎垂直，以支撑身体，维持稳定性。

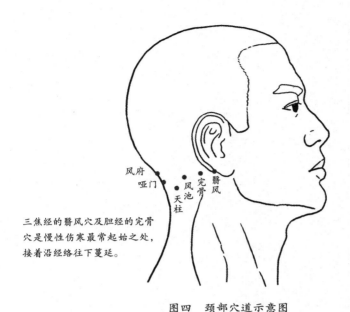

三焦经的翳风穴及胆经的完骨穴是慢性伤寒最常起始之处，接着沿经络往下蔓延。

风府
哑门
天柱
风池
完骨
翳风

图四　颈部穴道示意图

由于找不出原因，医生就很可能会告诉你："这是因为你的体质不好。"

我们目前的流行医学，不论中医或西医，不经意用的词，就是"体质不好"，表示非战之罪也。是你的天生特质使你这么容易感冒、咳嗽，甚至气喘的，可不是医生的本领不够。

之所以将这个使"体质"恶化的病程命名为"慢性伤寒"，乃因它是人类老化的最普通的途径，由脉诊观察其传变的顺序是：三焦经→大肠经→膀胱经→胆经→胃经→肺经→脾经→肾经。这与《伤寒论》所描述的由表向里传是相同的。

我们是先由脉诊看到百分之八十以上的人，都在第六谐波以上的高频谐波频谱上有风之指标；而在时常久坐办公桌前不动的白领身上，这种现象则超过百分之九十五。再通过望诊，发现这类人的脖子都歪了。经由触诊，又发现他们的脖子大多沿着颈椎往右边偏，而这种情况可能与人们惯用右手、右手常使力有关。如果顺着颈椎上下寻找，就会发现在耳根下方，耳垂的稍后位置，用手指按压三焦经的翳风穴及胆经的完骨穴，会感觉特别疼痛。这不是一般肌肉受压后的压迫感，而是往耳朵里、脑子里钻的痛感。

当然，此时小肠的穴道也同样有风之指标，只是小肠不及三焦经及胆经重要，因为这两经与脾经相生，一旦有了风之指标，就会将营卫之气、抵抗力、消化力等一起压垮。

湿气郁结终成疾

这种状况在每次伤寒之后都会恶化，而且会逐步向里推进。最初只是脖子不舒服，可能久了就习惯了，但是湿气酸水会沿着小肠经、三焦经往肩膀、手臂蔓延。

肩膀、手臂、手肘、手腕关节开始发酸，进而疼痛，这在长期用手操作鼠标的人身上极为普遍。可是，只治疗手腕是治不好的，复健手肘也治不好，这是现代非常普遍的酸痛病。

其实只造成手部的酸痛已经算是幸运的了，酸水也可能经由风池穴传到膀胱经的天柱穴，这就不太好了，不过这种不好的状况自己反而感觉不到。此时，膀胱经上会开始长东西，这种状况在现代成人身上出现的可能性有六七成。

起先是在膀胱经上有一些像肥油似的泡泡，摸起来是软的，有滑动感，会上下左右移动。随着这些泡泡愈长愈大，愈变愈硬，就会逐渐变成硬块。这种硬块很容易摸得出来，我们不妨自己检查一下。最近有国外的报道指出，颈部、喉部的癌症有大量增加的趋势，可能也与此慢性伤寒有关，因为它能导致病毒与细菌之集结，进而癌化。

这个检查可以自己常常做：在颈椎两边与头骨下方交会处，左右各有一凹陷，即膀胱经上的天柱穴，在其附近找找有没有像油泡的软

颈部堆积的湿气酸水沿着小肠经、三焦经往肩膀、手臂漫延。

湿气由风池穴传到天柱穴，可能会扩散到督脉的风府穴、哑门穴、大椎穴。或沿膀胱经至膏肓穴、神堂穴；或至各内脏的俞穴，影响内脏。

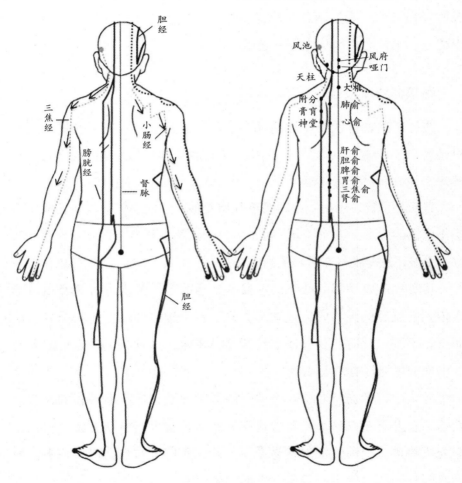

图五　慢性伤寒的恶化过程

组织。如果已结成了硬块，就会扩大至督脉，也就是在两条筋的中间，脊椎骨的上面有硬块。硬块进一步恶化，就会吸附在颈椎上，不断地长大，占据接近哑门穴、风府穴的位置。

这个结节因为在膀胱经上，可能经由膀胱经往下走，经过大椎穴，进入各个内脏的俞穴，从而进一步影响内脏功能，进而引发糖尿病之类的慢性病；也可能经过附分穴，走向膀胱经外侧的膏肓、神堂等穴道，从而诱发心血管系统的疾病。

湿的流动并不是必然顺着经络走的，因为人站立、坐着的时候居多，所以湿可以由结节处往下流动，造成腰、腿、膝等关节的疼痛和酸麻。很多人并没有走很多路，也没有跌跤，但膝盖、脚踝一样酸麻疼痛，这可能是脖子上的湿邪向下凝聚所引发的。而背痛，尤其下背痛、腰痛，也常是由上方形成的酸水顺流而下造成的。

慢性伤寒也可以像伤寒一样，由膀胱经传至胃经、肺经而进入中焦。这个传输的过程，不只是湿或酸水的凝聚，也可能伴随细菌的躲藏。每次病毒感染，伴随着我们抵抗力低下的是体内细菌的作乱。细菌趁我们无暇自顾，"扯旗造反"，扩大势力。在这个传输的过程中，细菌随着病毒一起进犯，如影随形，狼狈为奸，一起由表往里进攻。

当身体发起总动员将病毒打败并驱赶出去以后，这些细菌并没有跟着离开。只是没有病毒的支持，细菌也没有实力与体内的抵抗力直接作战，于是就躲在我们的身体中，藏在有湿邪之处的酸水中，进而筑起"堡垒"，长期驻扎。现代抗生素之滥用，甚至引导了这些细菌的演化。你进它退，打不过它就建个"堡垒"先躲起来。这个"堡垒"就成了细菌的大本营，它一方面阻止血液的流入，以抗拒随血液而至的人体本身的抵抗力；另一方面在阻止血液之流动后，可以制造更多的酸水，扩大"势力"，保护细菌本身。

这个老化的过程在用脉诊观察时一目了然，可以看出目前已传到了哪条经络，大约有多严重。如果病人能依照脉诊所显示的状况，逐步复健，身体就能渐渐康复。

⇒ 发现新病种之二：外伤杂病

张仲景提出伤寒的概念，并将其所引起之各类疾病，命名为"伤寒杂病"；而温病亦由后世医家总结成为一种类型。现代人则常将伤寒与温病这两种外感病合称为"内伤杂病"。此内伤，并非真的是由内力打伤的，而是由病毒及细菌等传染性疾病引起的身体内的伤害。严格来说，这些病的发展一般有迹可循，可以写在教本中，供后人学习。

前一章所述的慢性伤寒证，也可视为慢性内伤杂病。虽是由病毒与细菌一起引发的慢性细菌感染，但其罪魁祸首仍是病毒，没有病毒的急性发作，细菌又怎能乘虚而入，进而久居不走呢？

而本章所谈外伤杂病，则是真正由外部之外伤所引起的疾病，不论是出血的外伤，还是不出血的钝伤，总是会红肿、疼痛。如果伤筋动骨了，便是立刻可见的大伤。但即便没有流血，没有骨折，也没有很明显的外观改变，外伤仍旧可能对血液循环产生重大影响。

湿为细菌滋生之温床

各种外伤，只要引起了红肿疼痛，或是下陷长时间都不恢复，这都会引起湿的堆积。

正常的身体，每个器官、穴道都与心脏共振，这是最和谐、最理想的匹配状态。但所谓"最理想"只有一个，一旦遭到破坏，就不再是最理想的状态。循环开始变差，血液送不进来，氧气供给不足，于是酸水就聚积起来了。

酸水的聚积只是第一步，接着就会有各种细菌不小心或故意撞进了这个酸水池。这下就是"如菌得酸水"，细菌"快乐"得不得了，马上住下来，一方面巩固阵地，另一方面力求发展，于是酸水聚积之所就成了新的细菌堡垒。

这些堡垒与前章所谈慢性伤寒所产生的细菌堡垒在本质上是相同的，都是细菌在酸水多的地方建筑的"山寨"，作为"打家劫舍"的根据地。

但两者生成的原因仍有根本上的不同。慢性伤寒由伤寒引起，有迹可循，其产生及发展都可由张仲景的《伤寒论》来推断了解；外伤杂病却是无迹可寻，推断起来也毫无方向。

柳暗花明

我们使用脉诊发现和了解外伤杂病对人的影响的过程充满了戏剧性。

治外伤不是中医的传统强项，虽然少林寺也有很多跌打损伤的治法与方子，但是治外伤终究不是中医的主流。骨伤科虽然是中医的分科，但是其地位是不如伤寒、温病或针灸等项目的。

最初我们是从一个胃病案例中发现了外伤对人的影响的。有位病人为胃病所苦，西医治不好，中医也治不好。我们用脉诊仪测量，果然发现他胃的谐波能量非常低下，风的指标也非常大。但是病人饮食正常，心脏也都没有问题，就是胃不舒服，隐隐作痛，常呕常吐。

于是我们要求他将上衣拉起，一看到前胸及肚皮，这才恍然大悟——此人在胸下腹部，胃经的位置有个直径四五厘米的大黑疤。于是我们就请病人回去按摩、复健这个疤。几天之后，病人的胃就舒服了，从此告别了缠身十数年的胃病。

有了这个成功的例子，我们很快又发现了更多的案例。譬如有人在上胸部胃经受伤，也会胃痛。即使病人是在十数年或数十年前受的伤，如今身上已找不到明显的疤痕了，可是受伤经络所对应的器官到现在还是会不舒服，这种例子以胸上半部及头部为多。

接着我们又发现了胸部的外伤可造成高血压，尤其是舒张压变大的高血压；头部或胸部以外受伤所产生的高血压，则多是收缩压高的高血压。

于是我们进一步研究发现，不论是抽烟、外伤或伤寒所造成的肺功能不佳，如果此时心脏功能还很好，就很容易导致高血压，而且是舒张压上升的高血压。

更有趣的是，有些病人在左手臂上量血压很正常，但在右手臂上量就显示是高血压了。如果仔细用脉诊仪观察，并配合目视的望诊和手的触诊，再加上自身的经验，一旦找到了病人的受伤部位，让其做几天的复健就能将血压降下来，使其恢复正常。

其实这种外伤诱发的高血压很容易治疗，重点是要找到受伤的确切位置。反倒是抽烟、空气污染等引起的高血压难以治愈。

这类外伤后遗症，留在胸上半部的例子最多。因为那些地方平时供血就不充足，与胸的上半部容易生病是一样的道理。这类的伤也不容易以目视"望"出来，总是要试探几个可疑的位置，尤其是穴道之后，才能逐步定位，并确定受伤的确切位置。此时病人通常会忽然想起一些往事，例如：

"啊！这里的确在三十年前被牛撞到过。"

"对！我十年前出过车祸。"

"听大人说我小时候从秋千上摔下来过。"

……

如果不是通过脉诊找到大略的位置，又由望诊、触诊找到痛点，因而唤回久远的记忆，当事人早就把这档事忘得一干二净了。因此我们认为，对外伤杂病的诊疗将是脉诊最有效而广泛的应用。

慢性伤寒虽然也是由脉诊发现的，但是其终究有迹可循，我们可以追随张仲景《伤寒论》的指示，按图索骥。而外伤杂病则是全新的发现，此病的发生完全随机，曾经受的外伤也在病人的记忆中被淡忘，但却可能深深地影响我们的健康。

至此，我们已经介绍了两个由脉诊发现的重大新病种：慢性伤寒与外伤杂病。这是过去三十年来，我们针对疾病与老化现象研究的重要发现。自古至今，不论中西医都没有发现，也未曾去了解这两类疾病，且因为信息缺乏，这两类病患在就诊时，医生往往会将病因归于病人"体质不好"，而在弄清了这两类疾病的来龙去脉后，未来就应该用新观点来重新看待它们。

➣ 阴常不足，阳常有余

由慢性伤寒与外伤杂病的发现，再回头看滋阴学派大师、金元四大家之一朱丹溪的名言"阴常不足，阳常有余"，又该如何解释才好？

由《黄帝内经》之"五脏属阴""六腑属阳"可知，中医之阴为心、肝、脾、肺、肾，而胃、胆、膀胱、大肠、三焦、小肠为阳。五脏为低频属阴，六腑为高频属阳，二者以胃为分界，常称胃为半阴半阳。

依朱丹溪所言，心、肝、脾、肺、肾常常能量不够，而六腑的能量总是过多。也就是在人的老化过程中，阴向不足的方向走，阳向太过的方向走，破坏了"致中和"，导致阴不平、阳不秘。

但朱丹溪不久就发觉自己错了，因而又提出了"相火论"。这一理论在传统医学教材中，老师总是讲不清楚，学生也总是听不明白。

其实只要用精确的脉诊观察几位老人与几位年轻人，就能明白朱丹溪心中真正想要说的话。

老化是从阳气不足开始的，而伤寒也是从阳经开始侵入身体的，这在前面已经讨论过。

人在老化后，自肾以下，脾、肺、胃、胆、膀胱、三焦、大肠、小肠各经之能量逐渐下降，且风的指标也由高频逐步向低频蔓延。

这个趋势在慢性伤寒中是如此，在外伤杂病也类似。慢性伤寒与伤寒的病况进展是一样的，即由外的三焦、膀胱经过胆，向胃、肺、脾、肾内传。在外伤杂病方面，如是头部外伤，则由受伤之阳经逐渐向内传；胸部、腰部、脚部受伤，则中焦、下焦会受影响，第四谐波及第二谐波会同时将其对应的高频谐波拉下来。

如果是胸部、胃经受伤，则第四谐波、第五谐波的能量会一起下降，同时第八谐波大肠经及第十谐波小肠经的能量也被拉下，当然也就会影响第八、第十谐波之间的第九谐波。如是下部脾经受伤，则第二谐波肾经、第三谐波脾经的能量都将下降，而脾经下降又会同时影响第六谐波胆经、第九谐波三焦经，肾经的能量下降就会影响第四谐波、第八谐波。所以当阴受损时，其两倍频而相生的器官或经络，一定也会跟着受害，以致功能下降。

由脉诊观察发现，"老化"是阴阳皆不足之过程。不论是慢性伤寒或外伤杂病，这两个最常发生的老化过程，都有这样的现象。

朱丹溪终究是大医家，他在进一步观察后提出了相火论，指出

"阴常不足"，不一定表示阴的能量不足，而呈现虚的状态，可能反而是"相火妄行"。

朱丹溪所说的"相火妄行"应是肝火，李东垣所提之"阴火"则是心火。在老化过程中，肾、脾至三焦、小肠的能量多是逐步下降的。为了补救这个消失的能量，此时虚火就会上升，也就是肝之能量及心之能量会加强，以此来补救第二谐波以上的能量的不足。而心火为第零谐波，肝为第一谐波，皆属阴。其实肾虚容易引起心火，脾虚容易引起肝火，而补土派提出的心火理论，滋阴派提出的肝火理论，也同样耐人寻味。

后人称朱丹溪为滋阴派，其实应称朱丹溪为补肾派。《丹溪心法》中的虎潜丸、大补阴丸，以及后世《景岳全书》中的左归、右归等，都是以补肾为主的方子。所以，如将其原文"阴常不足"改为"肾常不足"，那么这一句话就没有瑕疵了。

我们回想一下在讨论"肾为先天之本"时，曾经指出的肾的重要性，即上可以救心，下可以助肺，并对所有第二谐波以上的谐波提供帮助，这也就是肾阳的基本功能。可见此先天之本何其重要！

倒是在"致中和"这个健康的概念中，肾成了例外。因为似乎肾可以比较强，也就是肾之第二谐波所分配的能量较高，所以虽然肾不在中和的状态，但反而可以使人更加健康。

"肾愈强愈好，但常不足。"这恐怕才是大医家朱丹溪真正的体会及想要表达但却未说清楚的道理。

健康之道

第四章

≋ 促进健康之道

脉诊使我们对体质有了进一步的了解，其实现在中、西医师所说的体质不好，或体质虚寒、火燥等，大多是因为他们对老化过程不了解，无法查出原因，不得已而使用的推脱之词。

从脉诊可以清楚地观察到慢性伤寒、外伤杂病等导致身体老化的过程或老化的状态，据此通过适当的复健治疗，便可改善所谓体质问题。

但是有没有体质这回事呢？体质还是可以给予定义的。如心肾强的人体质好，心肾虚的人体质弱。这里所说的体质，是指先天之本，即肾气之足与不足。

先天肾虚之人，心脏也必然较弱。所以心肾功能之强与不强，就可以用来定义体质。那有没有办法改善先天体质呢？

从功法解说养生优劣

流行在坊间的强身健体的养生功法众多，气功流派更不下千家，我们要如何知道哪些是优的，哪些是劣的？

在传统练功术语中，有一个词叫"走火入魔"，这是对劣质功法最传神的说法。

由脉诊来看，"致中和"是最健康的指标，所有的功法应该是补救其不中和的部分。《黄帝内经》所说的"独小者病，独大者病"，就指出了"致中和"的真谛。

如果一种功法不是针对身体的弱点进行加强，而是加强某一条或几条能量充足的经络，其结果必定是"大者愈大""小者愈小"，这就是"走火入魔"的广义定义。

中医讲求辨证论治，即要先分辨各经络的虚实、寒热，才能以平衡的目标加以导正，以达"致中和"之境界。

走火是什么

如果一个人胆经气血不足，胃经及膀胱经就会以虚火上升为手段加以补救。这是生理的自然反应，以确保每个组织都能获得基本的血液循环。因为胆经、胃经和膀胱经是向头面运行的主要经络，如果胆经虚了，胃经、膀胱经就会被迫增加能量，以补救至头面之供血，造成胆经虚，而胃经、膀胱经虚火旺的病态。

如果练功之人不去加强胆经之复健，反而去加强胃经及膀胱经的能量，结果必然是胃经、膀胱经的虚火愈来愈大，相对来说，胆经就更虚了。这种功法练得愈勤快，身体也就恶化得愈快，也与致中和的距离愈远。因为一般人对自己身体中气血通畅的经络有感觉，对气血不通的经络反而没有感觉。在功法中随便教人运气，或是教人随气之引导而摆动身体，都有这个危险。

所以"走火"就是受阻，会使该通畅的经络愈来愈不通，反而使已经通畅的经络中，不正常的虚火愈来愈大。

入魔又是怎么回事

阿尔茨海默病的病人，会因为大脑的某个部分萎缩，而逐渐扩大到整个大脑都萎缩、坏死，以致各种大脑功能逐渐丧失，最后使人的生命走向终点。

在这个过程中，常常可以看到病人人格的改变。阿尔茨海默病的病人，有的会变得和蔼可亲，完全不会生气；也有的会变得脾气火爆，动不动就生气、骂人。

如何用脑科学来理解这种现象？

人脑中有管理情绪的部位，本来对友善与火暴都各有所司，而情绪就在友善与火暴之间取得平衡，因此人也就成为一个讲理的人。

如果脑中掌管友善功能的脑细胞先死了，而掌管火暴功能的细胞仍正常，这个人就成了火暴个性，反之亦然。

所以练功不当的确可以改变人的性格。由于大脑的供血已失去中和——平衡，有些部位会因供血多而过度活化，有些部位则会因供血不足而功能退化，这就造成了与阿尔茨海默病病人相似的个性改变，在别人看来就是入魔了。因为他的个性、行为都改变了，如同着魔一样。

在不正确的练功过程中，我们也发现许多人自以为看到了异象，甚至有了一些特殊能力，但这多是走火入魔的不同表现。

走火入魔是由于血液循环之异常，造成神经系统的稳定性降低，这个现象与阿尔茨海默病的神经细胞逐步死亡，终究还是有些不同。神经细胞在氧气不够时，细胞膜电压就会不稳定，由负二百多毫伏升高为负一百多毫伏，甚至负几十毫伏，这就会造成神经系统的稳定度不够。于是人就会杯弓蛇影，幻视幻听。一些说自己看得到鬼的人常常都有这个问题。民间常说八字轻的人容易活见鬼，大概也是这个道理。先天心肾虚弱者，如果肺功能再低下，就很容易因脑子缺氧而产生幻觉，他们却还以为自己有了特异功能。

我们曾测量过许多自称有千里眼，可以感觉几十公里甚至几百公里外事物的人。可是当其运功遥视时，我们所测得的脉波，只证明当时受测者头上严重缺血，所有向头面运行的经络都呈现供血不足的状态。这个主观自觉的千里眼，恐怕只是脑子缺氧后的幻觉。

而"活见鬼"之人，总是说在"黄昏后""小河边"看到鬼，其实也可以找到合理的解释。黄昏后太阳已下山，但仍未全黑，视觉本就模糊，看东西不真切，此时植物开始由光合作用的释放氧气改变为呼吸作用的吸收氧气、放出二氧化碳，空气中含氧量迅速下降，因而大脑容易缺氧。而在小河边一定比其他地方更冷一点，加上空气中缺氧，使得血管收缩、血液循环阻力上升，大脑就更加缺血、缺氧了。

而人的大脑对看不真切的事物，总是用自己过去的经验、文化背景去将其合理化。于是天主教徒就看到了圣母，佛教徒就看到了观世音菩萨，不信宗教的人就看到鬼了。

时下流行的养生功法，大都能提升人的气，但是怎样练才是正确的、安全的，真正能促进健康，而不会"走火入魔"呢？练功之前，我们应三思而行。

☞ 对早期预警系统之需求——脉诊仪的诞生

一个保健的运动基本上要坚持两个原则：一要"致中和"，就是要把不通的经络打通；二是补救先天的缺憾。

要打通经络就得先知道哪些经络不通，这其实是最难的问题。一般西医的诊断方法，是以可看见的器官损坏及血中指标分子浓度的改变作为早期预警系统的。

中医目前望闻问切的水平，也还没有能力在患者有重大自觉症状之前，就先行诊断出哪里的气血平衡出了大问题。何况人的自觉能力会随着健康状况改变而改变。健康的人气血充盈，各种感觉敏锐，稍有不适就能察觉。常常自觉这里酸、那里痛的人通常不会得大病，因为这部机器的所有传感器都能正常工作，稍有差错都能及时示警。

反而是身体不好的人，一得病就是大病。原因是身体在老化的过程中，其最灵敏的传感器——由神经组成的先期预警系统，已因供血、供氧之不足而被迫关闭了。

更可怕的是，愈是气血不通的经络，愈没有能力感应到自己的现况，不知道自己的惨况。这就好像是宵小横行的地区竟然没有犯罪记录一样，因为警察局早已被撤销甚至被占领了，连警察局都被宵小占领，当然就没有被抢、被偷的报案记录了。警察都撤防了，政府又怎能知道当地发生了什么坏事呢？因而总是要等到流寇攻进大城，占领政府机关之后，政府这才知道有了暴动。这一过程与我们逐渐老化、走向死亡的过程十分相似。

我们总是要看到器官有重大损坏之后，才知道自己病了，之前的各种征兆总是被医生归为"体质"问题，但真的得了大病，医生又会说："如能早些发现就好了。"

早期发现生病的可能

经过三十年的研究，我们对于以十二经络为经纬线的导航系统有了许多认识，并进而设计了脉诊仪。

这个仪器像个全球定位系统，引导你在从生到死的高速公路上行驶，并在用完我们天生的端粒之后，无病无痛，无疾而终，顺利走完快乐而庄严的一生，乘化而归。

老化的过程就像高速公路上的匝道——歧路，慢性伤寒或外伤杂病等，总是强迫我们从高速公路——健康大道——上开下来。于是进入城市道路、乡村小路、山间险路……以致最后迷路，也就是走进了病痛的迷宫。然后路愈走愈窄，病愈得愈重，需要进行插管，装上人工呼吸器，打强心剂，直到痛苦地咽下最后一口气。这是目前医疗体系下的人生，使大多数人无法乘化而归，无疾而终。

而西方的医疗方式就像一张画得很仔细的城乡地图，疾病相当于各个乡镇、村庄的小路，对于什么病有什么症状，如何确定诊断，有哪些重要指标……成千上万的病名及其特性特征，西医都会设法研究清楚。如果这个导航系统没办法把我们导回原来行驶的健康大道，即使对疾病有再多的了解，对疾病有再详细的描述，也是枉然。

脉诊则是最精细的导航系统，你才不小心犯了错误，由高速公路的匝道开了下来，在你尚未开进下一个岔路前，它就有能力警告你：你已经驶离了高速公路。在体内不精确的导航系统还未察觉时，它就已经警铃大作了。

即使你稍微离开了匝道，已进入城市道路，这个导航系统仍可以精确地告诉你要怎么开回去。而体内那不精确的导航系统可能以为你还没下匝道呢！

中医各种传统的治疗方法，不论是推拿、按摩、针灸、刮痧，还是进而使用汤药，其实都是为了配合这个导航系统才开发的。

在使用脉诊导航了三十年之后，我们对中医的治疗方法有了更深层的认识。

病征与病态

中医所谓治"未病"，并不是指没有病征，而是指没有病态。病征是可用测量工具发现的将要生病的征兆，包含现代的各种影像工具，如X光透视、X光立体成像、核磁共振或正电子发射断层成像、超声波、内视镜等，可以观察到的生病迹象。而病态是一个人的外观表现出的生病的样子，可以由感官直接察觉的状态，例如脚痛会造成跛脚的行走步态，胃痛会不由自主地弯腰。这些外表形态的改变，虽然有的很细微，但病人会不自觉地改变自己的动作、体态等，因此外人可以观察到一些不正常的情况。

而发烧、疼痛更是最常见的病态，也是我们会去看医生的主要原因。小孩没精神，不吃饭，也是容易看见的病态。

由于内脏大多没有感觉神经，而循环不好的部位，即使有神经，也会失去感知与通报的能力。因而总是在病态浮现出来开始有发烧、疼痛、吃不下饭、便血、尿血等明确的异常表现时，我们才发现自己有病了。

所以，中医所谓治"未病"，应是在这些明确的异常病态出现之前就加以治疗。

❧ 亟须改革的医疗体制

由前面几章所述，我们已经了解了老化是个连续的过程。

我们人体内的端粒，每经过一次细胞分裂就会少一部分，而酸水更是不间断地愈堆愈多。

如果是端粒先用完了，我们就会无疾而终，完美地过完一生。

如果是酸水堆积过多，则会直接妨害我们的基础生理功能。此时，酸水堆积，端粒并未用完，细胞仍充满活力、生机，但是补给品之供应却被湿所妨碍，无法送达，废物又堆积在附近无法运走，长期毒害细胞。于是细胞就会想尽办法挣扎，痛苦地求生存，细胞癌化就是其中的一个手段。

为何医疗保健愈来愈贵

现代的各种急救工具可以延长这个痛苦的挣扎过程，但是并无能力挽回局面或减轻这个过程的痛苦。医疗保健的耗费愈来愈庞大，正因为大量的医疗资源都投入到这类急救工具、药物上，重症监护室就成为医药公司的淘宝地。

在研发上，这种工具可以将人从鬼门关前强拉回来，很容易证明其功效。但是从鬼门关拉回以后呢？这个题目就很少有人研究了。拿强心工具做例子，这类直接刺激心脏跳动的药物与工具，如果病人只是心脏意外停止跳动了，这工具当然有用，也应该使用。

但如果是端粒用完了，或其他维持生命的器官的功能也已丧失了，心脏的停止跳动其实只是最后的一个句点，在全身都死得差不多的时候，只留下心脏跳着，有意义吗？可能吗？

而目前我们面对的困境是在西方资本主义的大旗下，一切向钱看。没有人愿意去研究通过急救所救活的病人，依照各种不同的病症来统计分析，其平均的存活时间究竟还有多少年。

这个题目只会减少药厂、医疗器材厂赚钱的机会，谁愿意做挡人财路，又对自己没好处的这种吃力不讨好的工作呢？又有谁肯资助呢？

从这个角度来看，医疗保健的费用注定是个没有底的黑洞，像宇宙中的黑洞一样，吸尽所有靠近它的对象。而"医生的天职就是救人""生命是无价的"等高尚的口号更是被喊得震天响，又有谁能反对呢？谁又敢反对呢？

美国的资本主义医疗

美国医疗健康产业的发展，充满了资本主义的色彩。美国前总统奥巴马费了九牛二虎之力，才将健康保险普及大部分的国民。这种制度上的改革，虽然让医疗普及了，但也让医疗花费更为庞大了，而且并没有改变美国医疗之昂贵排名世界第一、国民平均寿命仅排在第四十名的现实。

美国的医疗健康产业的根本问题究竟是什么？它怎么会让维持国民的健康变得如此昂贵呢？

我国的老百姓常在公园运动，练拳、打球等都有室外的公共场地。美国有的则是最先进的室内球场、室内田径场，因此美国人到室内田径场去用跑步机运动，到室内球场打球，但这些地方没有阳光，也没有新鲜空气。

跑步机要钱，室内运动场也要钱，因为要空调、要照明……因此，我国的老百姓想跑步，多半不会选择花钱在室内跑，觉得去跑操场就很好了，一毛钱也不用花，还有新鲜的空气，加上天然的阳光，可谓完美选择。

我举这个例子是希望大家理解为什么美国的医疗保健费用那么贵，而效果又不见得好。

我再举个日常生活中的产品的例子。以往我们炒菜都用铁锅，后来有厂商发明了某种可镀在锅面的材质，可以让饭菜不易粘在锅底和内壁，这种产品的价格当然比较贵，公司也因此而赚钱。等到专利过期后，开始出现这些涂布的材质会危害健康的说法，但资本主义社会却不会回头去关心这个问题，因为赚了多少钱才是资本主义的核心价值。

如同运动，如同不粘锅，美国整个医疗体系都是往赚钱至上的方向发展的。近年来美国流行成立集团医院，而这些医院之重要主管聘请的都是工商管理的专才，在这个体系下，医生、病人、医院自然而然都成了财阀的赚钱工具，医疗成本又怎会不继续上涨呢？！

➣ 浅谈以中华文化保健身体

在中华文化中，一个人成就的大小不在于有多少钱。

儒家思想最能代表中华文化，而在儒家入门书《大学》中就提出了对一个人的成就的看法。

> 经一章·大学之道
>
> 大学之道，在明明德，在亲民，在止于至善。知止而后有定，定而后能静，静而后能安，安而后能虑，虑而后能得。物有本末，事有终始，知所先后，则近道矣。
>
> 古之欲明明德于天下者，先治其国；欲治其国者，先齐其家；欲齐其家者，先修其身；欲修其身者，先正其心；欲正其心者，先诚其意；欲诚其意者，先致其知；致知在格物。物格而后知至，知至而后意诚，意诚而后心正，心正而后身修，身修而后家齐，家齐而后国治，国治而后天下平。
>
> 自天子以至于庶人，壹是皆以修身为本。其本乱而末治者否矣，其所厚者薄，而其所薄者厚，未之有也！

全文内容可综合整理如下：格物→致知→诚意→正心→修身→齐家→治国→平天下。

而格物、致知以达诚意正心之功的途径为：知止→定→静→安→虑→得→诚意→正心。

中华文化是先由内省完成自我，再向外发展以成就全家、全国乃至全天下的福祉。这是中华文化对一个人的成就的看法。

以修身为本，内圣外王是儒家思想的最高境界。

华人特别喜欢练功，中医强调扶正，都是反求诸己的做法，与资本主义的一切向外追求，一切向外发展，在本质上是截然不同的。这个文化的特质也影响了国人对医疗保健的看法。

中华保健的特色

在思考未来医疗保健发展的方向前，让我们先"格物致知"一下。

在我们的传统文化中，华人特别喜爱练功，这就是反求诸己。在古代，有"炼"丹的文化，也有"练"丹的文化。"炼"丹是以火炼矿石，以成服食之丹；"练"丹则是以身体为炉，以练功来结丹。

这些工作，大多是以悲剧收场。自古不知有多少皇帝是吃了有毒丹药而死的；也有许多方士，练功不成，反而走火入魔，成了疯子。

在道家这么多保健文献中，我们找到了一个最具代表性也最成功的人物——张三丰，集太极拳之大成者。

《黄帝内经》《伤寒论》中讨论的是人要如何保持健康。如果不幸生病了，又该如何由生病的状态回到健康的状态。这是一个健康的全身定位系统，说的是对人因食五谷杂粮而生病后的补救办法。

而张三丰教我们的却是如何补先天之气，即以勤劳练功来补充自己的先天之气，与医书所教导的在身体受六淫所伤之后才治疗完全不同。这是个主动加强自己先天之气的秘诀。

如何力挽狂澜

我们来思考一下，以内省为先，继之以发扬于外的中华文化，在健康医疗的黑洞天坑即将吞噬我们大部分资源的当下，怎么做才能力挽狂澜。

在中华文化之中，道家是出世的，只追求内圣，张三丰也是个典型的道家。而佛家分小乘与大乘，小乘也是出世的，直到近代印顺法师及佛光山星云法师、法鼓山圣严法师等积极提倡人间佛教，才把大乘佛法的精神真正发扬光大，使其走入人群，度己度人。

孔子一生都奉行着自己提倡的内圣外王之理想，一直奔走在各国之间，想要圆满完成他的一生，但是最终也只做了大约三年的鲁国司寇。

由孔子的例子可见，在帝王专制的体制下，内圣外王的儒家理想行不通。在中国过去约五千年的历史中，只有尧、禹可以说是圆满地实现了这个理想。尔后的少数盛世明君，多是在斗争中夺得王位之后，再讲修养，以求内圣。但最后终究没有不腐化的权力。只有清初的几个皇帝，因为从小就受到祖训，礼、乐、射、御、书、数无不精通，且身边还有个贤能的孝庄文皇后，即后来成为太后、太皇太后的布尔布泰在旁监督着，才能善始善终。到了乾隆，他天皇老子当久了，还有什么内圣的功夫要做？一切都是他说了算，他也就逐渐腐化了。

在这个大环境之中，封建制度之下的聪明人，就走向了佛、道，去求内圣；而世袭的君王为求维持权位，就利用儒家的内圣外王理想，引诱一些聪明人来为其效力。观察近代的中国，常以"打倒孔家店"为革新口号，这个误会可大了，"孔家店"不是孔子开的，而是封建帝王盗用了孔子商标开的山寨店，目的是用来引诱或说服一些已有修养（内圣）的名人，为其所用（外王），以维持自己的权位。

而要做好人体的保健，就应从个人做起，我们不妨在下一节通过脉诊印证张三丰的练功之道，寻找属于中国人的健身养生之钥。

≋ 张三丰对健身的提示

在张三丰留下的文献中，有一段有关健身知识的文字流传最广。这段话也比较能够以我在脉诊上的知识，以及我练习太极拳四十九年的体会加以说明。

> 十三势行功心解
>
> 以心行气，务令沉着，乃能收敛入骨。以气运身，务令顺遂，乃能便利从心。精神能提得起，则无迟重之虞，所谓顶头悬也。意气须换得灵，乃有圆活之趣，所谓变动虚实也。发劲须沉着松净，专主一方。立身须中正安舒，支撑八面。行气如九曲珠，无往不利（气遍身躯之谓）。运劲如百炼钢，何坚不摧？形如搏兔之鹄，神如捕鼠之猫。静如山岳，动若江河。蓄劲如开弓，发劲如放箭。曲中求直，蓄而后发，力由脊发，步随身换。收即是放，断而复连。往复须有折迭，进退须有转换。极柔软，始能极坚刚。能呼吸，然后能灵活。气以直养而无害，劲以曲蓄而有余。心为令，气为旗，腰为纛，先求开展，后求紧凑，乃可臻于缜密矣。
>
> 又曰：先在心，后在身，腹松，气敛入骨，神舒体静，刻刻在心。切记一动无有不动，一静无有不静，牵动往来气贴背，敛入脊骨，内固精神，外示安逸，迈步如猫行，运劲如抽丝。全身意在精神，不在气，在气则滞。有气者无力，无气者纯刚，气若车轮，腰如车轴。

我们先介绍一些练功的常识，一般功法可粗浅地分为两类：外功与内功。

外功是以技击功夫为主的，主要锻炼三焦经的气。脾经（第三谐波）、胆经（第六谐波）与三焦经（第九谐波）为1：2：3之倍频的关系，所以它们相互之间有相生的关系。三焦经分布于全身的真皮、汗腺中，也就是中医所称的腠理中，当其运气时，其实质是血液将真皮层像气球一样充实了起来，而这个充满弹性、包围在体表层的皮囊，就成了身体表层的一件防护衣。所谓金钟罩、铁布衫，就是由此充满弹性的防护衣而来。

一些所谓硬气功，基本上都是以第九谐波为表，以第三、第六谐波为里，将气血充填在腹内（第三谐波为主）及体表（第九谐波为主），以塑造一个耐打、耐压的身体。这种气的能量是类似声音的振动波，在身体内沿着血管传送，以穴道为其加压充气站。

这种能量是可以由一个人传送给另外一个人的。武侠小说中所述将功力传给徒弟，理论上是可行的。我们就曾测量过一个人在接受输气之前与接受输气之后的脉波频谱的变化。

这些变化主要在高频的第八、第九、第十等谐波，而且这些谐波的能量可以比输气之前高出四十至五十个百分点。

但这个接受输气的人一点也不会舒服，因为这些高频能量已高过排在第七、第六或第五谐波等较低频谐波的能量，这就是"真气"无法收归己用的现象。这些外来强行灌输的能量，只能在阳经几个最高频的谐波中游走，无法收到低频属阴的经络及器官中去，并且这些能量还不能持久，很快就会消散了，最终只是白忙一场。

大部分的外功与许多所谓补药，都会让身体产生温暖的感觉，这种感觉让人很舒服，而其来源主要是第三（脾）、第六（胆）、第九（三焦）谐波的能量的增加。

我们在研究咖啡及茶对人体的影响时，也发现了它们类似于补药的作用——饮用后第三、第六、第九谐波的能量皆会增加，但咖啡会同时造成肝火上升。

一般功法都强调要"收功"，这与上面所提的输气实验有密切关系。如果练功后不收功，就像被输气的人一样，只是部分阳经充满了气，但无法将之收归己用，终究白忙一场。练功也就成了促进血液循环的一般运动，没有"功"可言。

把能量均匀地分配到第三、第六、第九谐波，尤其是第三谐波，是收功的主要目的。这个收功的功课做不好，或是练的外功过分加强某几个阳经，而压抑其他经络中分布的能量，就可能使人走火入魔，不可不慎。

内功比较高深难懂。其实功分内外，就已是非常令人困惑的事。简单来说，外功以增强体表能量为主，内功以增强内脏能量为主。

只练外功不练内功，即练拳不练功，只是拳脚功夫，强健了手脚，但可能会损及内脏，进而赔上身体。一些拳脚师傅，甚至短跑健将，都会因各种内脏疾病而常常不能安享天年。

在华人练功的文化中，讲究的是"内外兼修"，即内功外功一起修炼。在《十三势行功心解》中，有曰："以心行气，务令沉着，乃能收敛入骨。"又曰："先在心，后在身，腹松，气敛入骨……牵动往来气贴背，敛入脊骨。"

书中再三强调的"气要收敛入骨"，是所有内功的精髓。

什么是收敛入骨？又如何收敛入骨？

中医基础理论指出"肾主骨"，收敛入骨就是收敛成为肾脏、肾经之气。在所有经络之中，肾经最接近中轴，又在腹部。而腹属阴，背属阳，肾经是属阴之经络中，最为入里的一个。我们认为，肾经与三焦经合成任脉。

在前面我们讨论过，肾为先天之本，不容易修炼；脾为后天之本，以练功或吃补的方式，都能很容易地将脾气练起来。很多练功夫的人，第三、第六、第九谐波都练得很强，又因为脾主筋，加上外有金钟罩、铁布衫，所以肌肉也很结实，但是可能心、肾这两个最重要的器官反而会比较虚弱。

如何将气收敛入骨，就是如何将气收为肾气，而不只是让气停在脾、胆、三焦经之中，因为气停在这三经之中，不能固本，难为己用。

在此分享一个收敛肾气的秘诀：

《黄帝内经》中指出脉之四季变化有"春脉弦，夏脉洪，秋脉毛，冬脉石"，又进一步解说，春天脉入肝为主，为半表半里；夏脉入心，洪脉走体表；秋脉收敛入肺；冬脉入最里，故入肾。

我们曾经解释过这个四季脉的变化，其实也就是血液的分配从半表半里到表，再至半表半里，又至里的变化过程。

夏天气温高，身体需要降温，血液就多涌向体表，毛孔打开，将体内因新陈代谢产生之酸、热，与汗液一同加速由体表排放出去。

冬天则是相反的运作。外面太冷，血液集中流灌最中轴的内脏，也就是任脉为主。此时，任脉之外的身体就成了与衣服一样的绝热体，以保持内脏的温度，维持生命。

通过这个生理现象，我们理出了一个收敛肾气的诀窍。

"以心行气"说得容易，但如何"沉着"，如何"收敛入骨"？当我们感到寒冷时，气血自然而然会向内收敛，也就是收敛入骨。如果懂得利用这个生理反应，就能体会如何收敛入骨。

我们不妨多次练习。我们忽然由温暖的环境走入较冷的环境时，都会觉得身体表层的皮肤及肌肉会忽然收紧起来，这就是收敛入骨的感觉。如果能够体会这种感觉（应是交感神经及副交感神经所掌管），再慢慢揣摩加以掌握，就能达到张三丰所说的境界。

"精神能提得起，则无迟重之虞，所谓顶头悬也"，这又是个重点，要在不打拳时也能做到，并且配合"立身须中正安舒，支撑八面"。古人云"立如松，坐如钟"，就是讲姿势要挺拔。

放松，放松，什么是放松？

练习太极拳时，师父总是教我们要放松。这是太极拳养生给我们的重大启示。一般人对放松的认识，也就是把身子瘫下去，于是弯腰驼背矮了一截，误以为这样就全身放松了。

但张三丰提示我们要把脊椎骨整根打直，头顶到尾椎有如拉一条线。要做到这点，就要像头顶上吊了一根绳子，并向上拉，就是"顶头悬"，而不是弯腰驼背的"松"。

脊椎骨是撑起主动脉的架子，一旦架子歪了，主动脉的送血效益一定会受损。何况内脏在脊椎之前，脊椎一弯，内脏必定会受到压迫，也必会影响血液之流灌，进而使身体受到伤害。所以《十三势行功心解》文中又提到"腹松"，这是在脊椎打直之外，又要求肚子放松。这点与现代的健康要求不谋而合。

要"腹松"须做到以下几点：

第一，不可过饱：吃得太饱，肚子一定又撑又胀，气血便无法运行。

第二，排除宿便：这是吃得太饱的另一个结果。吃得太饱会积食在腹中，而排得太少，也一样会积食在腹中。中医之药方非常注意排便状况，排泄是否流畅对健康有很大的影响，平日就要加以注意。

第三，消除大肚腩：肥胖者挺着大肚子，就像吃得太饱，也似大便秘结，两害并发。更麻烦的是，这些大肚腩，可能是在腹腔内的酸水造成的，是湿在身体腹部堆积成形，对身体之伤害更大，而且不易在短时间内消除。

以上几点皆能做到，自然能"神舒体静"。

总结整理出以下五项个人保健原则：

1. 以脉诊找出身上之慢性伤寒病灶，将之治愈。
2. 以脉诊找出身上之外伤杂病，将之复健。
3. 珍爱自己，不暴饮暴食，不熬夜酗酒，不放纵欲望。
4. 心安理得，不做伤天害理之事。
5. 以保健为己任，每天做做太极拳等养生功课。

☞ 张三丰小记

一般人对于张三丰的印象，多半来自武侠小说或电影、电视，无论是年轻的张君宝，或者武当山的祖师爷，都充满了故事性。

历史上的确有张三丰这个人，除了乡野间流传着许多他的事迹外，《明史·列传第一百八十七·方伎》中还有一段关于他的史实记载，真人都如此富有传奇色彩，也难怪戏剧小说都爱提到他。此外，根据相关记载，张三丰的活动时期在1314年至1417年间，因此，道教界推测这位奇人最少享寿一百零二岁，甚至有传说他早已修成不死之身。

不过，张三丰本人并不如戏剧中刻画的那样飘逸俊秀。据说他"颀而伟，龟形鹤背，大耳圆目，须髯如戟"，而且不修边幅，穿着邋遢，一年四季都是一件道袍，身体好得寒暑不侵。因此，他还没成为张真人时，就已经有了个不雅的外号，叫"张邋遢"。

他的饮食习惯很特别，可一次吃下一斗米，也可以很多天才吃一顿饭，甚至几个月不吃饭。他天性聪颖，很喜欢看书，可以过目不忘；又爱云游四海，传说可以日行千里。

有一天，张三丰到了武当山一带，在看了武当山的风水形势后，就对同行的人说："此山异日必大兴。"其实当时武当山刚经过元末战乱，上面的道观、屋舍全毁，但张三丰却慧眼独具，领着徒弟们披荆斩棘，整理断壁残垣，搭建草屋在此居住，开创了武当一派。

有阵子他留在陕西宝鸡金台观，当时发生了一件事情，让当地人啧啧称奇。

原来张三丰有一天觉得自己即将驾鹤西归，于是交代完自己的后事，便停止了呼吸。当地人将他入殓准备埋葬，没想到此时竟听到棺木中发出声音，打开后才发现张三丰竟然复活了。日后大家传颂这件事，都说张真人可能已经可以元神出窍，神游太虚。

关于张三丰的各种事迹广为流传，连皇帝都对他十分感兴趣，明太祖、明成祖先后下诏延请他入朝，但张三丰却仙隐于山间，避开了一切俗事烦扰。于是，成祖命人在武当山建宫兴观，长达七年时间，所费不赀，使武当山俨然成为道家圣地。虽然应验了"此山异日必大兴"的预言，但究竟是地灵人杰，还是有仙则名，就不得而知了。

有人说，张三丰如神龙见首不见尾，充满传奇色彩，但张三丰开创的太极拳却实实在在流传至今，勤练这结合气功与武术的内家功法，是健康长寿的秘诀之一。

提到中华文化养生的代表，就不得不提张三丰，他那以道家之道搭配太极功法的自然养生法，值得现代人去了解与实践。

小结

工作尚待完成，期待共襄盛举

本部分所述内容，只是我们三十年来在血液循环理论，以及在中医应用上所发现的问题的一些初步分析。

"未济"之工作，仍然千头万绪，以下就目前所能想到的一些重点，加以整理，希望能引起大家的兴趣，共襄盛举。

一、脉的结构与辨证之关系：已初步以脉波之谐波所代表的经络作为坐标轴，这一坐标轴可以为身体健康状态做精确之定位。但是这个以经纬线为准的定位系统，如何与以大地标、大地形为准之定位系统更紧密地结合？

这个工作也就是融会贯通中西医学的工作，将经络的辨证，适度转化为器官、各个系统等实体之辨证。

二、对系统性老化更深入的研究：我们已初步了解慢性伤寒和外伤杂病是有迹可循且系统性的老化过程。

在这两大类疾病之外，还有些什么系统性、规则性的老化过程？还有什么可加速老化的独立事件？

三、穴道诊断与脉诊之配合：脉诊所用以定位者，经络也。但经络终究是一个大纲，仍不足以涵盖身体上所有的枢纽点——穴道。

经络有十二条，奇经八脉是三焦经与其他本经之混合体，加入上、中、下焦，左右侧也只能各有二十二个分区。而根据《针灸甲乙经》《铜人针灸经》《针灸资生经》等古籍中的记载，皆为左、右边各有穴道三百余个，加上正中穴道约五十个。所以脉诊定位之解析度，全身只有四十四个区块，但根据穴道则可有六百五十个以上的定位点。换算起来，穴道可以将脉诊定位之解析度，提高十五倍以上，穴道诊断值得深入探究。

以肺及肺经为例

肺经走手，故由脉诊来分析只能在第四谐波看到。所有肺及肺经之病由脉诊来看，只有左、右手之分，其他都没有进一步的解析度。

但如由穴道来看，手太阴肺经上有中府、云门、天府、侠白、尺泽、孔最、列缺、经渠、太渊、鱼际、少商共十一穴。

而肺经之五俞穴（又称五腧或五输），由手指向手肘分别是：少商（井穴）、鱼际（荥穴）、太渊（俞穴）、经渠（经穴）、尺泽（合穴），其脉气由小到大，从远心端到近心端。

《黄帝内经》对五俞穴的说明为："所出为井，所溜为荥，所注为俞，所行为经，所入为合。"表示井为地下出泉，脉气浅小，其穴位于爪甲之侧；荥为水汇成小流，脉气稍大，其穴位于指掌交接处；俞为运转，脉气较盛，位于腕关节附近；经为长流，脉气流注，其穴位于前臂腕附近；合为汇合，脉气深大，其穴位于肘关节附近。

《难经》又补充："井主心下满，荥主身热，俞主体重节痛，经主喘咳寒热，合主逆气而泄。"

不论这些说法有没有道理，至少已经明确指出，这五个最末端的穴道各有其特性，也各有其代表的功能及治疗上的特色。而在脉诊，却完全没有相应的解析度。

下面以几个穴位为例，来看看其主治

中府：古代的咳嗽喘急、咳吐脓血、胸膺痛等，及现代的肺结核、肺炎等。

侠白：古代的咳逆上气、心痛气短、干呕烦满、赤白汗斑等，及现代的支气管炎等。

尺泽：古代的肘臂挛痛、手不伸、身痛心烦、吐血、遗尿等，及现代的感冒、咽喉痛、肋间神经痛等。

少商：古代的中风昏仆、牙关紧闭等，及现代的脑溢血、肺炎、扁桃体炎等。

鱼际：古代的喉痹、咳嗽、吐血、失音不语、胸背痛等，及现代的咽喉炎、扁桃体炎、肺结核等。

只举这五个例子，已能看出不同穴位的主治症状不同。而在脉诊，只能在左、右手第四谐波各看到一个指标而已。

由此看来，穴道之诊断不仅可为脉诊加强其必须增加的解析度，更可能对前面所述之第一项及第二项工作提供重大助力，应是未来工作的主要着力处。

也许有人会问："既然穴道之诊断如此重要，那么直接开发并应用穴道诊断就好啦！"

直接用穴道诊断看上去是一个好主意，但是全身有六百多个穴道，全都诊遍不是短时间内可以完成的事情。因此先以脉诊做四十四个区块的定位，再选取这个区块中的十至二十个穴道做精确诊断及定位，才是最符合实用性原则的定位系统。

目前谷歌用的定位系统，也是先以经纬线做大位置定位，再以地

标、地形做精确定位的。如果以卫星引导导弹攻打航空母舰，也必须先知道航空母舰所在位置之经纬度，等导弹飞近了再以航空母舰的外形做最后定位及确认，才能真正中的。这也是巡航导弹的定位攻击模式。我们与病魔作战，也要用相似的模式。

如何以中华文化建构全民的医疗保健网

这个系统要以儒家思想为主，即皆以修身为本，全民依照前述五项个人保健原则，来为自己做保健。

将自我保健有成者，编为保健邻长、保健里长，协助指导同邻、同里之人。广泛配备脉诊及穴诊工具于乡、村等地方卫生单位，以简单有效的方法，站在医疗的第一线。

以传统中医手法与治则，协助邻里好友处理刚发生的、仍未恶化之小病。如此一来，对医院的需求就会大幅减少，只要以少数设备良好的大医院、医学中心来补救一些"漏网之病"即可，也就可以做到将医疗保健之费用花在第一线的保健上。

一般人可以轻松地通过矫正姿态、打太极或者推拿、按摩、按跷、针灸，或者服些中药等，恢复并保持健康。到了端粒将尽时，自然可以乘化而去，无疾而终。按这种方法，就可以为自己、家人、同胞，甚至为全人类，导航一个无病无痛的人生。

以颈为钥

脖子的重要性 第五章

脖子是多条神经、血管与经络的必经之路，更是头脑与身体连接的通道。脖子歪了，人体内就会开始堆积痰湿、酸水，接着就会向下影响内脏，降低人的抵抗力，加速老化，造成危害身体健康的恶性循环；若痰湿，酸水向上则会导致大脑供血不足，诱发瘫痪、中风等病症。脖子为什么会成为老化的关键部位呢？让我们从脖子受到的慢性伤害和脖子的演化开始追本溯源。

我们是怎么变老的？这是很多人心中的疑惑。

如果能了解人体老化的过程，我们就能推迟甚至反转老化的进程。在我以前的书中，点出了关于老化的研究观点，即西方的"端粒学说"和中医之"湿的堆积"。

不论是西方医学之病毒感染还是中医之伤寒，都一再说明伤寒，也就是病毒，对健康伤害最大。不论由"端粒学说"或"湿的堆积"来分析我们的老化，病毒感染都是老化最有力的推手，也常是把体弱之人送进鬼门关的"临门一脚"。

最可怕的是在得了伤寒之后，人体不能完全康复，反而由急性之伤寒，转变为慢性伤寒。由严重咳嗽、大量的鼻涕、发烧、全身倦怠等急性症状，渐变为慢性的咽喉肿大、慢性鼻炎、气喘等症状。

在大量使用计算机及手机之后，人们患上慢性伤寒的现象更为普遍，而其中的罪魁祸首就是"脖子歪了"。

在这一部分中，我们要讨论歪脖子是如何产生的，以及为什么它会衍生出各种慢性病。更重要的是，要如何防治慢性伤寒。这也是我被问了千百遍的问题，今天就在书中给大家做个比较全面的解答。

≈ 谈慢性伤寒

在中医的经典中，具体提出"治未病"这一说法的是《内经·素问·四气调神大论》。

夫四时阴阳者，万物之根本也。所以圣人春夏养阳，秋冬养阴，以从其根，故与万物浮沉于生长之门。逆其根，则伐其本，坏其真矣。故阴阳四时者，万物之终始也，死生之本也。逆之则灾害生，从之则苛疾不起，是谓得道。道者，圣人行之，愚者佩之。从阴阳则生，逆之则死；从之则治，逆之则乱。反顺为逆，是谓内格。

是故圣人不治已病，治未病；不治已乱，治未乱，此之谓也。夫病已成而后药之，乱已成而后治之，譬犹渴而穿井，斗而铸锥，不亦晚乎。

参照《黄帝内经》对于治未病的说法，可以发现由慢性伤寒的病理状态与表象来看，其仍符合《黄帝内经》所说的未病。

潜伏的细菌伺机而起

当流鼻涕、咳嗽、多痰，甚至发烧、全身倦怠等明显的病态消失时，病人仔细感觉一下，咽喉还是有些发痒，如果张口检查，则会发现扁桃体或唾液腺可能仍旧红肿着，这时虽然病情已稳定在一个正邪平衡的状况，但身体的抵抗力还不能把残余的"邪"彻底消灭。此时的"邪"，大多已是病菌，只有少数可能是病毒，正邪间的热战已经停息，细菌也没有能力再向其他组织扩散，而呈现出一个正邪冷战的状态，相互对峙着。

大家都知道古希腊传说中"木马计"的故事。特洛伊城久攻不下，希腊军队决定采用新的策略，于是假装撤退，并打造了一匹巨型木马，放置在城外。特洛伊人以为木马是战利品，不疑有他，就把它拖进城内，但没想到木马中藏了许多敌军。到了晚上，希腊军队里应外合，特洛伊城一下子就被攻破了。

"慢性伤寒"患者所面对的也是相同的危机。因为敌人已经躲在身体里面了，只要外面的敌人打过来，再里应外合，很快就能攻城略地，让我们病倒。

在吴鞠通的《温病条辨》中就指出"**太阴内伤，湿饮停聚，客邪再至**"，于是内外相引。这就是比较难治之病，也是比较入里、比较严重的病。

所谓太阴，有足太阴脾经与手太阴肺经，此处所指之太阴，主要是脾经。因为脾经是卫气之根本，此太阴内伤造成湿遏卫阳，也就是湿伤脾。而脾为卫气之大本营，卫气就是人体的防御抵抗力。因湿邪伤了脾，加上营气为卫气之本，也就是其所对应的第三谐波（营）、第九谐波（卫），加上第六谐波（胆），是共振之倍频（六为三之二倍，九为三之三倍），故有最强的相生特性。

《伤寒论》也指出，严重的伤寒可以"**直中三阴**"，也就是病毒侵犯可以不经过风寒初起、太阳经受之等由表入里或由腑而脏的传变过程，而直接侵犯以脾经为主的内脏，此为严重的病症。

未病，现代人的隐忧

上述中医经典都指出，如有湿邪，也就是酸水，其造成的细菌聚集之地就是藏在人体内的"木马"，而"木马"里面还藏着最邪恶的敌人。一旦有外邪，不论是病毒或细菌，或风、寒、暑、湿、燥、火六淫，在外引动，就会里应外合，一起造反。

有这些隐患的人，平时与常人无异，但仔细观察就会发现，他们特别容易伤风感冒，而且一旦得了感冒，又会比别人病得更重，拖得更久，之后会变成慢性鼻炎、慢性咽喉炎、慢性气管炎……病情逐渐恶化。他们也想要找出原因，但得到的往往只是"体质不好"的答案。接着，细菌逐渐扩大其势力范围，进而引发全身性的慢性病。

　　我经过长期观察发现，许多糖尿病、胃肠病，甚至肾脏、肝脏疾病，都是在严重的伤寒之后才被诱发的。

　　在现代社会中，几乎人人都是"慢性伤寒"患者，只是病情的轻重有些不同而已。这也是人类老化的主要原因。

⇒ 脖子的演化

　　在生物演化的过程中，脖子的进化具有里程碑的意义。在早期的动物如鱼类、两栖类、爬行类等身上，是基本看不出脖子的存在的。

动物脖子的演化

　　动物演化至能飞行，主要是因其上肢演化为翅膀，体毛变长并演化成为羽毛，然后才能展翅飞翔。不过，它们原来的肚子及下肢的重量，远远超过了上肢与上肢以上的脖子及头部的总重量，飞起来非常不容易保持平衡。为了提高飞行的效率，鸟类演化出非常细的下肢、非常壮硕的翅膀和胸肌，以及很长的脖子。我们通过观察可以发现，愈需要长途飞行的鸟类，脖子愈长。这样的形状在飞行时不仅容易保持平衡，而且长颈尖嘴可以划破空气，减少阻力。会飞的动物虽然演化出了长脖子，但并未随之演化出更大的脑袋。反倒为了啄食方便，也为了平衡下半身的重量，在它们上半身的最前端演化出了重重的喙。

　　于是鸟类在飞行时，经由伸缩脖子的动作，就可以利用杠杆原理，通过调整脖子（力臂）的长度，增加飞行时的灵活性、操控性及稳定性。同时，鸟类的大肠也非常短，这使得食物一旦被消化完，剩余残渣就会立即被排出体外，从而减轻腹部重量。

哺乳动物虽然有了脖子的外形，但其脖子常常比头还粗。像老鼠的模样，就是我们骂人常说的"小头锐面"；犀牛、大象虽然脸大了些，但其脖子一样又粗又短，必须通过转身，才能看到左右两边，而不能光靠转动脖子来左顾右盼。所以，当犀牛撞你的时候，它一定要先移动整个身体，把头上的角对准你，才能进行冲撞。

直到猴子的出现，脖子的形状就演化得很明显了。需要说明的是，这个形状并不是脖子变细了，而是头部变大了，脑容量变多了。与此同时，动物的肩膀也变得明显起来，直到它们能够站立时，脖子就可以较为正直地支撑头部了。此时的人类，其经络也随之演化出了大肠经、三焦经。有了三焦经之后，人体的体毛就逐渐开始退化。

《黄帝内经》中说："**三焦者，决渎之官，水道出焉。**"这时人体又演化出分布全身的汗腺，身体对体温的调节也更为有效。

由鸟类到人类的脖子演化的过程，我们可以发现，脖子相较于身体的其他部位，可说是变化最为巨大的部位。鸟类之所以长着长脖子，我们已有些了解，那么在人类的大脑变大时，为什么脖子没有随之强化呢？人类的脖子非但没有相对变粗、变壮，反而变细、变弱了。

人类脖子的演化与功用

在人类演化的过程中，最显著的地方是脑部变大、脑容量增加，这也使得人体其他器官的功能变得更为复杂。头部变大，经络变多，头部对于氧气与供血量的需求也因此增大。

在这个演化进程之中，脖子却并未因头部变大、大脑供血增加而跟着变粗。不只如此，它还要在更多的经络及血管通过它这个关键位置时

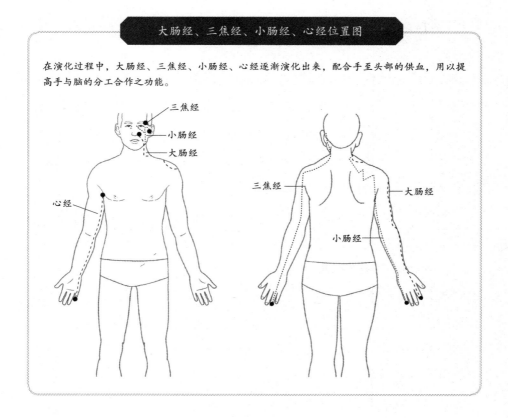

大肠经、三焦经、小肠经、心经位置图

在演化过程中，大肠经、三焦经、小肠经、心经逐渐演化出来，配合手至头部的供血，用以提高手与脑的分工合作之功能。

保持顺畅，以便将更多的血液、氧气供给逐渐演化得愈来愈大的头部，相对于以往的爬行动物，人类直立行走后，脖子的负担似乎更大。

当人站起来后，头不再位于脖子的前端，而是在其上方。身体与头的相对位置，由前后连接变成了上下支撑。原本身体与头的相对位置在前后状态时，脖子需要用很大的力量向上拉头部，以稳定住头部，使其不往下坠，所以动物脖子的后面都有肥厚的肌肉群，这样才能把脖子拉住。

在人类直立行走后，头部已不再向前伸出，脖子也就不需要很费力地吊住头部以维持其不向下坠，因此脖子的肌力也就逐渐退化。

脖子演化后的优势

头在身体之上，这一演化究竟有什么优势？

人的头部因为脑容量之增加而愈来愈重，同时人又将双手释放了出来，因此可以做一些较为复杂的劳作或工艺。此时的手与头脑是在相互促进、共同演化。如大拇指与其他四指分开，以便更灵活地运用工具，甚至能做一些更精细的工作，如画图、写字、雕刻、剪裁……

大肠经、三焦经、小肠经、心经也在这个过程中逐渐演化出来，以配合全身的供血，尤其是手至头部的供血，提高了手与脑的分工合作功能，衍生出各种高深的思考和精密的动作。手脑并用，让人类有了语言能力，进而可述说，可读写，可利用文字来记录，以保存知识，进而创造文明。

在人类站立起来后，不仅双手得到了释放，脖子的转动能力也得到了加强，肥厚的后颈部肌肉变少了，脖子变细了，可以更自由地左右转动了。这对上古人类或古猿来说都是极为重要的演化优势。

动物的眼睛长在脸上，也就是头的正面，就像是预警机。两军交战，愈早发现敌人的一方，对后来的作战就愈有利。附有预警机、雷达功能的动物双眼，如果能够四面八方地扫视，那就会更具有优势。人类拥有的这个细细的脖子，就有自由转动的功能，这使人类不但能够尽早发现食物，也能更灵敏地发现四周的敌人，这在演化上又是极大的优势。

ꝫ 现代人的脖子是百病之源

在古文中就有"案牍之劳形"的说法，这表示人们一直坐在书桌前工作是很伤身体的。手脑的高度演化，产生了人类的文明。不过，相对于人体的其他部位来说，脖子却是十分脆弱的。

肌肉与关节的微妙设计

脖子的外在功能不仅给人类提供了巨大的演化优势，它本身之内在结构也是多条血管的通道，更是延髓所在之处。颈椎是连通头脑与身体的神经及经络的必经之路，而颈椎的转动既没有阻碍血液的畅通，也没有压迫到神经，从而妨害经络运行，足见其设计之精巧。

我在其他的书中曾指出颈椎肌肉的力学结构与胸椎肌肉及腰椎肌肉之不同。颈椎的肌肉与颈椎是平行的，而胸部及臀部肌肉是与脊椎垂直的。

脊椎不正或椎间盘（为避免骨头硬碰硬，而在一节一节的脊椎骨间加的软垫）突出等病，多是脊椎两侧肌肉不能平衡地拉住每一节脊椎，造成其中一节脊椎歪了，进而压迫脊椎之间的软垫所致。

脊椎两侧肌肉不能平衡施力，大多又是因为一侧肌肉的过度使用使肌肉长时间处于拉紧状态，血液、氧气被收缩的肌肉阻挡在外面而造成的。

当我们学习太极拳或气功类的功夫时，老师总是一再叮嘱我们放松，全身要放松，其道理也是一样的。由于心脏收缩会产生泵出血液的能量，但收缩压分配到各个穴道或肌肉时是非常低的，只要哪块肌肉没有放松，稍微紧了些，血液就流不进去了。

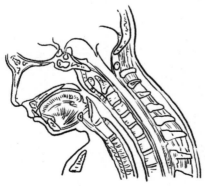

脖子设计精巧却脆弱，它已成为导致现代人老化的关键部位

运动对健康之所以十分重要，也是因为这个缘故。**肌肉在运动时一松一紧，骨头的关节在运动时一开一合，这些都是促进血液流进肌肉或关节的重要动作。**

当人们没有进行运动时，身上的肌肉或关节更需要保持放松的状态。否则身体里的血液就难以流进肌肉或关节内，从而导致肌肉因缺氧而产生酸水，进而失去弹性。关节也会因此产生酸水，堆积代谢废物，失去给养，加速磨损。更可怕的是，如有细菌趁机进驻，那就更复杂了。这些地方先是会酸痛、红肿，然后会因充满黏液而丧失功能。

现代生活对脖子的伤害

脖子在身体的上方，以脊椎为轴，能够转动，使人类上、下、左、右都能看得见。再加上人类可以手脑并用，通过智力的开发与知识的传承，最终成为地球的主人。

当人类知识的发展进入了信息时代，人们在使用计算机、手机这些个人电子装置，尤其是手持装置时，眼睛经常长时间注视着显示屏。于是脖子就被"钉"在一个方向，甚至同一个位置，而且一"钉"就是一两个小时。这样做就远离了脖子演化时的初衷。

虽然人类仍在演化之中，但是信息时代的发展，可是又快又急的，我们演化的速度远远地落在了后面。这个崭新的时代对脖子的挑战是前所未有的，而医学或生理学的发展好像也

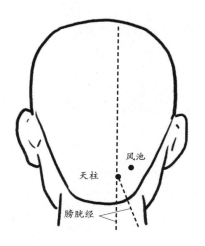

颈后膀胱经位置是较容易堆积酸水、长肉瘤的区域

没有跟上时代的脚步。

现代人的生活与古人比较起来，有两个明显的不同之处：第一是坐在办公桌前工作的时间愈来愈长，第二是对计算机的依赖愈来愈重。一个上班族在八小时的上班时间内，总有六七个小时是坐在计算机前面，一动不动地盯着屏幕看资料，下班之后继续使用手机、平板电脑等，一天加起来，有十二至十六小时都在看屏幕。

只看显示屏还没关系，更可怕的是低着头看。所以，现代有个生动的称号叫"低头族"，指的就是一天到晚低着头、眼睛盯着显示屏、手指在手机屏幕上滑来滑去的人。他们上班时看公事、办公事；下班后发信息聊天，玩社群，上网购物，玩计算机游戏。甚至有人网络成瘾，一个小时不碰显示屏、不上网，就像烟瘾发作一样，浑身不自在，甚至打呵欠，流眼泪，有种活不下去的感觉。

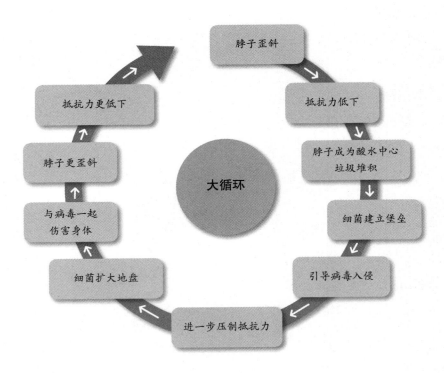

人在站立起来以后，头部就位于身体的上方了，脖子不再需要时时刻刻地吊着沉重的脑袋，后颈部肌肉亦随之退化，脖子演变得细长而优美。在这个演化过程中，令人始料不及的是，现代人因为计算机科技的发达，每天盯着显示屏长达十余小时，而且是低着头，像猪、狗、牛等动物一样，又把头伸到身体的前面去了，可是颈后的肌肉却还来不及演化出像猪、狗、牛一样"强壮的后颈部肌肉"。

在肌肉力量难以支撑头部的情况下，又由于各节颈椎没有垂直地架在下一节之上，肌肉便会因疲劳而酸痛，进而麻木，使得各节颈椎连接处产生磨损，肌肉也因长期疲劳，堆积酸水，并且长出一些脂肪，将排不走的酸水包覆起来，此时后颈部肌肉（大约是膀胱经的位置）会长一些软软的肉瘤。

如果状况继续恶化，就会形成垃圾堆积中心。因为酸水堆积处的

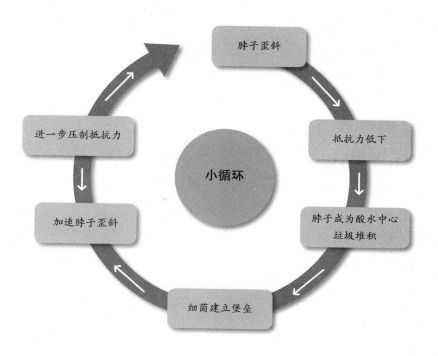

血液循环严重受阻，身上各种废物就自然而然地以此处为堆积场。就像有人往一个地方丢垃圾，其他人也会效法一样，这个地方很快就会成为一个大垃圾堆。

如果只是个垃圾堆，那还不算可怕。但就像在我们周遭的垃圾堆一样，其间一定还会伴随着成群的苍蝇，乱蹿的蟑螂，甚至是老鼠、野猫、野狗都会来这里找食。我们的脖子也会因垃圾成堆而细菌丛生，病毒群聚。

你能想象你的脖子成了一个垃圾堆，从而成为百病之源吗？

⇒ 酸水的堆积与"漫延"

虽然说脖子成为垃圾堆，令人不敢想象，但真实的情况往往更为可怕。我们的身体中本来就潜伏着许多细菌，若脖子成为垃圾堆便会为这些细菌提供最佳的繁衍场所。这些细菌有吃有喝，又没有白细胞与抗体追杀它们，自然就会在此生根繁衍。

酸水堆积的过程

细菌势力增强后，与垃圾堆一同成长，结成肿块，阻碍血液循环，增加酸水生成，同时也扩大垃圾堆体积。而垃圾堆之扩大，又能更好地为细菌提供营养及庇护，将身体的抵抗力与清洁部队阻于垃圾堆之外。这些只是顺着时间自然而然发生的情况。

如果遭受病毒感染，也就是伤寒，又会是什么光景呢？

病毒首先会攻击我们的免疫系统，也就是营卫之气中所称的卫气。这在叶天士的医学理论中占了核心的地位，此理论与吴鞠通的"三焦治则"同为明末以来中医学上之重要发展。

要将卫气压制下去，必须仰赖三焦、胆、脾这三条经络，此三者代表营卫气及其出外入里之通道，而这三条经络共振频分别为第三（脾）、第六（胆）及第九（三焦）谐波。

第三、六、九谐波，本就因位于颈部与头交接之处而承受了强大的压力。如果此时脖子歪了，整个头部便会因此而直接压迫颈椎，导致能量无法进行传送，进而使三个谐波能量受到压抑，于是就会陆续出现更为严重的症状。

从病毒入侵的角度来看，脖子歪了就是病毒入侵的内因。歪脖子压制了我们的抵抗力（卫气）及本身的体力（营气），也就是抑制了第三、六、九谐波送血入器官及经络的能力，从而造成人体的抵抗力降低。同时，人体的后备部队又招募不到，更训练不出来，防御工事残破不堪，增援部队也无法到位，于是外敌（病毒）就可以迅速长驱直入了。

我们还忘了脖子这儿有个垃圾堆，聚集了大量细菌，这下可好，它们全成为外在病毒的内应。病毒进一步压制人体的抵抗力，为细菌扩大地盘、提供支援；而细菌则担任病毒的马前卒，破坏身体的各个器官，占据身体各条经络，一步一步加速我们的老化，促使身体退化、衰亡。

恶性循环，每况愈下

我们分析一下这个恶性循环的过程。从脖子歪斜开始，造成抵抗力低下；接着使脖子成为酸水中心，垃圾堆积；然后细菌来建立堡垒，再引导病毒入侵，进一步压制人体自身的抵抗力，并不断扩大地盘，与病毒一起伤害身体。结果就是脖子更歪斜，抵抗力更低下，于是就开始恶性循环，每况愈下。从大循环图中可见，细菌一波又一波地扩大着势力范围，使我们的身体加速衰败及老化。

即使身体能够动用大量资源，消耗大量体力，也只能止步于"与病毒一起伤害身体"这个阶段前。也就是中止急性的症状，并减少急性的伤害，结束这个下坠式的健康恶化过程。有不少人就是在这个阶段驾鹤西归的。即使没死，健康大退步依旧无法避免，而此恶性循环仍将持续下去，无非是缩小循环圈，变以如图示之小循环。

如果这些恶性循环只是造成脖子成为酸水中心，这还不是最可怕的。若这大、小恶性循环只是局限在颈部肌肉，那也还不打紧，最多造成颈椎之异常，如长骨刺、骨头变形、颈椎粘连在一起罢了。

人在能站立之后，头处在身体正上方，脖子也在身体的正上方。这个在脖子处，也就是腰膝、胸腹之上的酸水中心、细菌温床，即使没有外在病毒的协助，它们也会沿着身体，通过地心引力向胸、腹、腰、膝一直"漫延"下去。

这些垃圾堆即使只在脖子的部位起作用也非常危险，因为脖子上段有延髓。延髓是最原始的大脑，也是脑干的组成部分，是血压、心跳、体温等基础生理功能的控制中心。如果脖子里的垃圾堆堆积到脑干上去，就可能造成心律不齐或心跳迟缓等状况，这可是足以致命的症状；也可能引起高、低血压，尤其是低血压，目前还没有什么治疗药物可以把低血压给升上来，所以这也是要命的症状。在新闻中，我们经常可以看到某人脑干出血，也就是脑干中风，其后果往往很严重。

以上这些都是脖子的垃圾堆扩大对健康造成的直接伤害，都是非常危险的，目前却没有什么指标可以对其侦测预警，也不知如何预防与治疗。

酸水漫延，制造各种病变

酸水在身体中向下往腰膝、双手"漫延"后，状况就更为复杂了。

这些带菌的酸水，可说是流到哪里，就会把麻烦带到哪里，是地地道道的麻烦制造者。

这些酸水会妨碍血液循环，由其携带的细菌与垃圾更有如土匪，所到之处一定会引起发炎症状。由于有酸水与垃圾的簇拥与保护，这些细菌就像坐了装甲车，或是搭乘武装直升机一般厉害。而且这些细菌与身体里的抵抗大军——白细胞、抗体等，在脖子处长期作战，可以说得上是经验丰富，训练有素，其所到之处简直是势如破竹。

于是当细菌走到心脏的位置时，就会造成心血管堵塞；走到胰脏的血管里，就会引发糖尿病；到了下背，就会导致下背痛；走到肾脏血管，就会产生肾脏病变；如果再往下，就会造成腰部、膝盖的各种酸痛、红肿、发炎，成为各种慢性病之源头，这也可以说是慢性伤寒的恶化过程。这些酸水挟带着垃圾及细菌，大摇大摆地沿着膀胱经的各个俞穴，侵入各个器官，造成各种各样的急性发炎，甚至最终导致慢性病。

颈部的这个垃圾堆，也可以经由三焦经、小肠经、大肠经，向手输送细菌，造成网球肘（肘部酸痛）、计算机腕（手腕痛）或扳机指（手指弯曲困难）。

这个垃圾堆也可成为一个酸水及细菌集结的大本营。

只要其他部位，如手肘、膝盖、肠胃等，不论是肌肉或内脏，受伤或者因为消化不良而伤食，就可能与此大本营互通信息，连成一气，相互支援，致使身体的沦陷区日渐扩大，而湿就在身体中恣意曼舞，开始侵蚀健康，引发疾病，最后使人走向死亡。

脖子出了问题，就会阻塞血液由心脏输往大脑的通道，这也是造成智力下降、痴呆、脑中风以及其他脑神经病变的原因之一。

中医学重视头颈第一人
——谈孙思邈养生之道

第六章

中医开始发展时，没有坐办公桌的、当低头族的人……古人也并未特别着墨头颈这块，直到唐朝的孙思邈，才开始注重头颈部疾病，并认为人体的很多疾病都是由于血液供应不足所造成的。而血液供应最重要的通道就是脖子。

❧ 探究中医学对脖子的看法

太阳经、三焦经的路线都是由手走到头，头部的血液供应量因此得以加大，同时人的脑容量也因此得以增大。对于尼安德特人、直立人或者与我们平行演化的其他人种，如果从经络的发展过程来看，他们可能只发展到第九谐波（三焦经），没有发展出第十谐波之小肠经，以及第十一谐波之心经，因而手部及脑的功能可能都不太发达。经络系统的逐渐演化成形，可能是生物演化的另一个重要环节，与基因之改变是并行不悖的。

由河图洛书之数字一至九来看，时人对经络只讨论到三焦经。而从马王堆汉墓中发现的古经络图中也没有心经（第十一谐波），似乎暗示着此时的人类仍在继续演化过程之中。据此推论，是否几千或几万年之后，人类又会演化出第十三条经络？那么它该叫什么经呢？想想就耐人寻味。

中医是研究气血的医学，也就是以研究人体循环为核心知识的医学，可是在计算机发明了三四十年之后，反而是西方学者发现患脖子方面疾病的人比较多。当然，这是根据统计学或流行病学的资料所得到的初步结论，但还不知道其成因究竟是什么。

中医的基础本来就是气血理论，但为什么从古到今都没有人发现脖子的重要性呢？

在《黄帝内经》成书的年代，没有多少人是坐在办公桌前工作的，当时人们的生活方式主要是打猎、采集、耕作，而且此时全民皆兵，军事训练也是全民运动。直到唐朝刘禹锡的《陋室铭》，才出现了"**案牍之劳形**"的字句，也就是将坐在桌子前看书、看公文，视为对身体之伤害。

银行家孔祥熙是宋家三姐妹之大姐宋霭龄的先生，据说他的先人有很多因读书过于用功以致积劳而死，因此他的先人指示其子孙弃学从商，其子孙也终成一代大贾。虽是名人轶事，但从中也可以体会到伏案用功的坏处。

后来《伤寒论》将三部九候简化为六经辨证，虽然仍留有太阳病的论述，没有将太阳经遗忘，但是对"上部"之着墨，已是少之又少。

到了明末清初，温病学者吴鞠通提出三焦辨证学说，表示"**上焦心肺，中焦脾胃，下焦以肾及膀胱**"。并依据《内经·灵枢·营卫生会》之"**上焦如雾，中焦如沤，下焦如渎**"，提出治病原则："**治上焦如羽，非轻不举；治中焦如衡，非平不安；治下焦如权，非重不沉。**"

这个学派把《黄帝内经》的天部（上部）完全忽略了。自此以后，中医教材皆以此为准绳，于是脖子以上，包含脑袋，就全被遗忘了。

此时，脖子与大脑已在中医的预警范围之外，且完全看不见了，这是自我设限的结果。在这种情况下，中医师又怎可能研究上部之病，并发现脖子为老化的风险地带呢？而定义三焦经所覆盖的范围，也一样受限而缩到包围胸腹腔之油膜。

在温病学说出现之前，中医有另一个辉煌的时期，也就是金元四大家——刘完素的寒凉派、张从正的攻邪说、李东垣的脾胃说、朱震亨的养阴说。关于朱、李二人的学说，我于其他书中有详细介绍。但在金元四大家的理论中，也没有对"上部"多加着墨，而是以清火（刘）、补脾（李）、补肾（朱）、攻邪（张）为主。

我们在古籍中苦苦追寻，有没有哪位名医对脖子和头部（也就是上部）特别留意的呢？有！他就是药王孙思邈。

⇝ 孙思邈：结合中西医第一人

孙思邈是唐朝京兆华原（今陕西省铜川市耀州区）人，是著名的医师，被誉为药王。公元581年生，682年卒。

孙思邈将道教内修功课与卫生学结合，提出了养生的一些要诀，直到今日对我们仍有极大的启发性。其著作有《千金要方》及《千金翼方》，为今日用药之经典，特别受到日本人推崇，世界各地亦有许多专门研究孙思邈医药学的学术团体及机构。

他特别强调医德，在他所著的《千金要方》中，以"大医习业""大医精诚"为题进行了系统的论述：医术要精进，需要不断进修，而品德更是要高尚。

中国道家特别重视养生，讲究寻求今世之福分。修身养性，求的是一己之升华，成道成仙。与此同时，他们也以自己修身养性的心得行医、传道。而孙思邈就是在儒、道、佛之间优游的名医。他在《千金要方·论大医习业》中写道，医者须涉猎广泛，勤于进修，其曰：

> 若不读五经，不知有仁义之道。不读三史，不知有古今之事。不读诸子，睹事则不能默而识之。不读《黄帝内经》，则不知有慈悲喜舍之德。不读《庄》《老》，不能任真体运，则吉凶拘忌，触涂而生。

在《千金要方·论大医精诚》中则抒发医者胸怀，曰：

凡大医治病，必当安神定志，无欲无求，先发大慈恻隐之心，誓愿普救含灵之苦。若有疾厄来求救者，不得问其贵贱贫富，长幼妍媸，怨亲善友，华夷愚智，普同一等，皆如至亲之想。

孙思邈的字里行间充满了广阔开放的胸怀与慈悲平等的医道理念。他虽曾担任唐太宗的御医，医术高超，但由于医道的精神，他婉拒了隋文帝、唐太宗、唐高宗所赐官爵，最后退隐山中。

在他的医学著作中，把目、口、舌、唇、齿、喉、耳等面或头部疾病称为"七窍病"，而内科治病则按脏腑逐一论述。此外，他将神经从脑血管病中分出，因为神经异常能引起感觉、情感、思维、语言、行为之障碍等，故另成一类。

此外，孙思邈对于内分泌异常也有涉及，且对食疗与养生观念的倡导相当积极。《千金要方》中，关于肝脏有 62 方、胆腑有 68 方、心脏 157 方、小肠腑 85 方、脾脏上 70 方、脾脏下热痢 103 方、胃腑 117 方、肺脏 128 方、大肠腑 142 方、肾脏 112 方、膀胱腑 25 方……有近代医家认为，《千金要方》的分类，与西医以各个系统分类的治则是一样的，从而医界推崇他是结合中西医之第一人。孙思邈这种以器官、系统为分类的方法，特别容易为日本人所接受，他也因此成为日本人最推崇的中医大家。

孙思邈自己认为这是依据《黄帝内经》之指导，即十二经脉循行及主病、三部九候的脉学理论、五脏六腑的生理和病理变化所做出的分类方法。他是在中年之后才接触到张仲景的《伤寒论》的，这时的他已经拥有独立思考的病理逻辑，因此当形成他自己的医疗体系时，不仅没有受到《伤寒论》的影响，反而体现出了更多的《黄帝内经》神韵，这是非常难得的。

但在上述分脏分腑的治疗论述中，仍少了对心包经与三焦经的论述。在对这两条经络的理解方面，从最开始提出它们的《黄帝内经》，到随后出现的典籍与现代教科书，一直都没有明确这两条经络的内涵，以至今日，人们对于这两条经络的内涵仍有争议。

不过，从孙思邈将脖子归在肝胆经，综合他又擅长治疗"七窍病"及"脑""神经"等头部疾病来看，他应该是自《黄帝内经》以降对上部有所了解的第一人。

无论是从人体解剖学的角度来看，还是从演化的角度来看，脖子都是身体最重要的部分。

从解剖学的观点，脖子之上为头，头部有最重要的器官大脑。大脑掌管着人体的运动与感觉，甚至还掌管了内脏、内分泌的平衡。大脑对身体各部分、各器官的指令，都要经由脖子处的神经系统向下传递。而大脑又是单位体积耗氧量最大的器官，要维持其基本生理功能，或做高层次的思考分析，都需要消耗大量氧气。这些氧气及葡萄糖的供应，都要从脖子下方的心脏开始，经过颈部动脉输送上来，最后抵达大脑。

从孙思邈的著作中可以知道，"七窍病"及脑神经等头部疾病是由于血液供应不足所造成的。而供应血液的动力源自心脏，其最重要的通道就是经过脖子的颈动脉及经络。

脖子在演化过程中，延髓是最早成型的。即使是生物结构简单的动物，它们甚至完全没有大脑，也都有类似延髓的结构。所以延髓应是最早演化出来的器官，孙思邈将之归于肝经也是合理的。

从孙思邈在头部及脑部疾病上的独到见解可见，他真可说是中医界的古今第一人。

虽然我们将脖子的病归为"慢性伤寒"的一部分，但事实上这些病症多由病毒感染而引起，所以我们应视之为后遗症。在治疗上，我们还没在《伤寒论》中找到相应的办法。这种"慢性"病，在《伤寒论》，甚至《黄帝内经》中，都被视为"未病"，不能由传统的中医诊断手法（望、闻、问、切）去发现。

为了防治这个普遍存在又不被视为生病的"慢性伤寒"，我们找到了孙思邈的养生法，并沿用《黄帝内经》的一些基本保健原则，来为大家总结一些简单有效的脖子复健方法。

≈ 谈孙思邈之养生十三法

孙思邈不仅是位伟大的医学家，也是一位公共卫生的先觉者。他不仅提倡重视个人卫生、环境卫生，以减少传染疾病，同时他还提倡自我养生，他的养生十三法一直被奉为养生圣典。

养生十三法又称耳聪目明法，特别重视头颈部的保健。这似乎是为了"慢性伤寒"（邪藏于头颈部之病因）而专门设计的方法。我们在之前关于经脉的书中曾论述过，人之衰老，由阳经开始，而阳经之阳气就集中在头与脸部。

在这十三法中，前面七法着重讲述头面部的保养。后来在明代张三丰留下的文献中，也提到了这七个要诀，以至有人直接认为此法源自张三丰。

陈立夫先生在台湾地区大力提倡中医，成立了中医药大学及立夫医药研究文教基金会，使中医在台湾地区得以传承与发展。陈立夫的养生方法，也以孙思邈为依归，他非常推崇养生十三法，主张从头顶到脚心，全身各处在沐浴时，一边冲水，一边按摩，并提出"四十八字养生真诀"，[①]与孙思邈之《养生铭》古今呼应。陈立夫本人也活了一百多岁，与张三丰、孙思邈同为百龄人瑞。

养生十三法流传甚广，来处不可考，在报刊或网络上都可以见到类似的说明，我们先简单介绍一下它的内容。

（一）**发常梳**：将手掌互搓三十六下，令掌心发热，然后由前额开始扫上去，经后脑扫回颈部。

（二）**目常运**：眼睛先闭上，然后用力睁开眼，眼珠打转，先左上右下，再右上左下。搓手三十六下，以热掌敷于眼部。

（三）**齿常叩**：嘴巴微微合上，上下牙齿互扣。可以稍微用力，发出牙齿相触之声音。

（四）**漱玉津**：口微合上，以舌头在牙齿外全面扫过齿面，然后将口水吞下。再以舌在牙齿内侧转动，将口水吞下。

（五）**耳常鼓**：手掌掩双耳，用力向内压，然后放手，听到"噗"的一声。或以双掌将耳反折，掩耳，以手指弹后脑风池穴。

（六）**面常洗**：先将手掌互搓三十六下，使掌心发热后，以手掌上下扫面，动作像洗脸般，再由内向外画圈。

（七）**头常摇**：闭目，将头由右至左转圈数次，再反向转圈数次。

（八）**腰常摆**：腰左右扭动，同时用两手分别拍打小腹与命门。

（九）**腹常揉**：搓手三十六下，掌心发热后，双掌交错，围绕肚脐，依顺时针方向揉三十六下。

（十）**摄谷道**：即提肛。将肛门肌肉于吸气时向上收缩，闭气，用力收缩，再呼气放松。

（十一）**膝常扭**：双脚并排，膝靠拢，微微下蹲，双手抚膝，并向

---

① 陈立夫"四十八字养生真诀"内容为：养身在动，养心在静；饮食有节，起居有时；物熟始食，水沸始饮；多食果菜，少食肉类；头部宜冷，足部宜暖；知足常乐，无求常安。

左、向右旋转膝部。

（十二）**常散步：**挺起胸膛，轻松散步。

（十三）**脚常搓：**右手擦左脚，左手擦右脚、脚趾、脚跟，以脚底前段（涌泉穴）为重点。

⋙ 谈孙思邈的《养生铭》

在孙思邈家乡陕西铜川市耀州区的药王庙前，立着一座石碑，上面刻有碑文，就是大家熟知的《养生铭》，全文如下：

怒甚偏伤气，思多太损神。

神疲心易役，气弱病来侵。

勿使悲欢极，当令饮食均。

再三防夜醉，第一戒晨嗔。

亥寝鸣天鼓，寅兴漱玉津。

妖邪难侵犯，精气自全身。

若要无诸病，常当节五辛。

安神宜悦乐，惜气保和纯。

寿夭休论命，修行在本人。

倘能遵此理，平地可朝真。

传达《黄帝内经》精神

在孙思邈的《养生铭》中，特别重视的就是"修行在本人"，以气与神之内敛为其核心。

在这一百字中，提到"气"四次、"神"三次，很明确地表达了《黄帝内经》中**"恬淡虚无，真气从之，精神内守，病安从来"**的精神。

而针对饮食起居，《黄帝内经》中提出，**"食饮有节，起居有常，不妄作劳"**，以及对不良生活习惯之警告，如：

今时之人不然也，以酒为浆，以妄为常，醉以入房，以欲竭其精，以耗散其真，不知持满，不时御神，务快其心，逆于生乐，起居无节，故半百而衰也。

孙思邈则具体列出**"怒甚偏伤气，思多太损神""勿使悲欢极，当令饮食均""安神宜悦乐，惜气保和纯"**。

重视阴阳更胜《黄帝内经》

阴阳是孙思邈《养生铭》的一个重点，《黄帝内经》只是稍微提了一下这个观念，没有像孙思邈的《养生铭》一样这么明确地标记出来。此点是孙思邈在保健领域中，超越《黄帝内经》的创见。

《黄帝内经》将阴阳奉为万物之本，其中记载着：

夫四时阴阳者，万物之根本也。所以圣人春夏养阳，秋冬养阴，以从其根……故阴阳四时者，万物之终始也，死生之本也，逆之则灾害生，从之则苛疾不起，是谓得道。

在《内经·素问·四气调神大论篇》中，一再指示依照春生、夏长、秋收、冬藏之规则，来安排作息，为养生（春）、养长（夏）、养收（秋）、养藏（冬）之道，要能不失四时之从，不逆寒暑之宜。

四季与阴阳的关系，以及如何依季节对身体做保养之观念早已深入人心。当今最流行的冬令进补、夏日去暑，都是最明确的例子。我们早已养成习惯，在四季选用各种特色饮食来调整自己的身体，以适应气候的变化。

而孙思邈的《养生铭》说：**"再三防夜醉，第一戒晨嗔""亥寝鸣天鼓，寅兴漱玉津"**，特别强调早晚有不同的戒律及保健之要。

孙思邈说，晚上不要喝醉，早上起来不可生气，相对于《黄帝内经》，这个说法更为有趣，因为所谓冬令进补，一年只有一个冬季，甚至只有一天是立冬；而孙思邈则提出，保健还可以分日夜，在早晨与夜晚各有应遵从的原则，可见其所涵盖之保健范围更大、更细致。

其实在《内经·素问·生气通天论》中，对一日之间阴阳的变化也多有着墨，如：

> 故阳气者，一日而主外。平旦人气生，日中而阳气隆，日西而阳气虚，气门乃闭。是故暮而收拒，无扰筋骨，无见雾露，反此三时，形乃困薄。

《内经·素问·金匮真言论》中也有论及：

> 平旦至日中，天之阳，阳中之阳也。日中至黄昏，天之阳，阳中之阴也。合夜至鸡鸣，天之阴，阴中之阴也。鸡鸣至平旦，天之阴，阴中之阳也。

这也是论阴阳之变化，可见《黄帝内经》虽未明确点出，但对于阴阳也极为重视。

◆ 人工制造的阴阳四季 ◆

我们都知道，制酒业常宣传陈年老酒，十八年的老酒或二十五年的老酒。为什么酒会愈久愈好、愈陈愈香呢？其实酒的保存也有很大学问。

酒的酿造是发酵的过程，由细菌将谷物或水果的糖分转化为酒精、香气及一些健身之物。而细菌分为许多种类，如甲菌：在气温高（夏天）时较活跃；乙菌：在气温低（冬天）时较活跃。要使酒香醇，必须是甲菌工作之后，再由乙菌工作。因为甲菌的生成物，可作为乙菌的食物；而乙菌的生成物，又可作为甲菌的食物。当然，这之间可能又有丙菌、丁菌来参与工作。

甲菌乙菌各工作半年，历经寒暑，完成一年的工作，酒就变得香醇美味了。针对这种特性，有聪明人想到：如果在酿酒的厂房里装上空调，来调节其中的温度、湿度等，每半年时间就经过一次寒暑的变化，那么一年之内就能经过两个寒暑变化，这样岂不是一年就有两年之功了？这个做法是可能的，也许有些酒厂已经在这么做了。

武侠小说中，常有师父指导学生练功要"冬练三九，夏练三伏"，在冰冷的环境中练习，在火热的环境中练习，其实也有相似的意义。有些功夫在血液往里运行时（气温低）容易训练，而有些功夫则要在血液往体表运行时（气温高）才容易进步。

人是一个整体，只有表里都精练了，才能真正地成为一个武术高手。所以习武之人要在寒冷中练里，在炎热中练表，几经寒暑，或是找些天然的极冷、极热之地轮流练习，才能让功夫层层精进，最终成为一名武术高手。

睾 睡眠对头颈健康的影响

近代生理学的研究已经发现，人体的内分泌系统会随着阳光的变化而产生周期性的变化；《黄帝内经》则认为，人在睡眠时，气血由卫入营，血液循环会发生明显的变化。如此，睡眠时的生理反应，又会有什么相对应的血液循环变化呢？卧功与睡功的功效是什么？从睡眠与阴阳的角度来看头颈健康，是非常有趣的观点。

≈ 现代生理学有关睡眠的知识

从《养生铭》的"**亥寝鸣天鼓，寅兴漱玉津**"中，我们可以看出孙思邈对于日夜保养的重视，其中特别提到了"亥寝"与"寅兴"这两个时间点。同时，他认为在这两个时间点要有积极的行动，即"鸣天鼓"和"漱玉津"。

在探讨这两项功夫前，我们先来了解一下时辰的重要性，以及时辰与睡眠生理学间的关系。

近代生理学的研究发现，人体的内分泌系统会随着阳光的变化而产生周期性的变化。例如我们搭飞机旅行时，常会有因进入不同时区而产生时差的经验，如果由美国飞到亚洲，更是日夜颠倒，也就会造成睡眠的困难。因此，有人会服用褪黑素来调整内分泌，以改善时差问题。

英国广播公司（BBC）曾有报道说，《美国国家科学院院刊》（*Proceedings of the National Academy of Sciences of the United States of America*）指出人体中有 6% 的 DNA 的作用与时间有关。这项研究表明此日夜之时钟，不仅作用于内分泌层次，其控管甚至已深入基因层次。

子午流注表

在中医理论中，十二经络与十二个时辰相对应。经络在不同时辰中其气血兴衰自有规律，十二经络环环相扣，每日寅时从肺起。如果依照时辰养生，会有更好的效果。经络与时辰的对应关系如下表所示：

时辰	时间	经络
寅	3—5点	手太阴肺经
卯	5—7点	手阳明大肠经
辰	7—9点	足阳明胃经
巳	9—11点	足太阴脾经
午	11—13点	手少阴心经
未	13—15点	手太阳小肠经
申	15—17点	足太阳膀胱经
酉	17—19点	足少阴肾经
戌	19—21点	手厥阴心包经
亥	21—23点	手少阳三焦经
子	23—1点	足少阳胆经
丑	1—3点	足厥阴肝经

从相关研究中发现，不按日夜规律作息的人，会增加肥胖的概率及有罹患 2 型糖尿病的风险。而其他分析也发现，在晚上工作的人，心脏病突发的概率明显增加。这些科学研究，一再证明了《黄帝内经》中"日出而作，日入而息"的正确性。这跟随着太阳作息的简单道理，是极为高深的智慧。

而《黄帝内经》又进一步指出，睡眠是由散布至体表为主的卫气，收敛到以身体中心为主的营气之过程。在这个过程中，肺气是推动力。这从生理学的角度如何理解呢？

以现代生理学来分析睡眠现象，可发现睡眠是由脑干发出低频规则性信号，压抑大脑中的其他各种活动，使脑部的神经活性降到最低而实现的。此时，身体也脱离大脑的控制，改由脊椎神经及脊椎两旁的交感与副交感神经做主。正常人此时如果做梦，梦到与人打架，手脚也不会做出挥拳或踢腿等动作。如果大脑与身体分离不完全，或不能分离，就会导致梦游。梦游是一种病态。

从这些生理现象来看，睡觉是让大脑放下其所主管的面部、意识、全身之感觉和运动等工作，以进行全面休息及整补。这是现代生理学对睡眠的研究心得，主要是对脑神经活性的理解。现代核磁共振的影像技术，已经广泛地证明：大脑活性区域之改变，会有对应血流之改变。

那么，睡眠时的生理反应，又有什么与之相对应的血液循环变化呢？

➣ 从睡功谈睡眠时的生理反应

《养生铭》中的"鸣天鼓"和"漱玉津"，其实就是所谓卧功与睡功。这种躺着练习的功法，究竟有何奥妙？

卧功的原理

人们平时练习的功法有站功、坐功、卧功等。

站功就是一般的功夫，大多是站着锻炼的，不论是太极拳还是华佗的五禽戏，都是站着练习的功法。坐功最常见的是静坐，或是一些坐在地板上练习的瑜伽动作。

卧功是比较少见的，也是最危险的。

瑜伽有一个动作叫"死尸式"，就是像死人一样静静地躺着，不做任何运气、运筋的动作，甚至连肌肉用力的动作也不做，就是平躺着，整个身体放松、思想放空。虽然只是简单地放松、放空，但也是很不简单的。

为什么卧功有危险性呢？

因为人的心脏在头颈的下面，心脏要泵血到大脑，就必须先克服地心引力，依靠升主动脉的大转弯，才能有效地把血压升高，进而将血液输送到大脑里去。

当我们站着或坐着时，头部在心脏的上方，要把血液从心脏送到头部去必须克服至少 30 厘米高度的势能。

这个势能差，是保护脑部的重要机制，能降低脑部因血压太高或充血过多而可能产生之坏处。

平躺时的生理状态

当人躺下时，头部与心脏的高度就一样了。这时心脏输出之压力，直接到达头部，不再有降低血压的过程，所以过高的血压就可能造成麻烦。

但同时睡功也是改善头部及面部的血液循环效率的最好的方法。原因也是，在人躺下时，头与心脏在相同高度，血液容易到达身体的上部。

在我过去讲脉诊的书中，曾强调脉诊研究的重大发现之一是"人之衰老由阳经开始"。而头与脸又是各个阳经，也就是《黄帝内经》所言"六腑为阳"之六腑经络汇集处。胃经从颈部正面往上经嘴角至眼下；膀胱经从颈后直上脑后；头两侧是胆经；大肠经经过下唇边、人中至鼻侧；三焦经从耳上往前到眼角；小肠经则沿着颧骨到耳朵。这些胃以上的阳经，无论分布路线为何，都必须经过脖子而散布到头部及脸面。由于脖子是必经之处，所以当以睡功、卧功来复健头脸时，也就同时复健了脖子。

练睡功最常见的问题就是失眠。现代人睡眠状况本就不佳，因此很少有人提到或教导睡功了。

睡着时的生理反应

在中医看来，睡眠是气血往内收敛的过程。入睡时，身体表部之阳气，也就是腑中之气，会回到身体里面，收到阴分，也就是脏器之中。

《内经·灵枢·顺气一日分为四时》中，岐伯与黄帝讨论日夜间病况之变化。岐伯明确说明应分辨四时与一日之间气之变化，曰：

> 春生夏长，秋收冬藏，是气之常也，人亦应之，以一日分为四时，朝则为春，日中为夏，日入为秋，夜半为冬。朝则人气始生，病气衰，故旦慧；日中人气长，长则胜邪，故安；夕则人气始衰，邪气始生，故加；夜半人气入藏，邪气独于身，故甚也。

此外，《内经·灵枢·营卫生会》中岐伯也谈到营气与卫气的化运，曰：

> 人受气于谷，谷入于胃，以传与肺，五藏六府，皆以受气，其清者为营，浊者为卫，营在脉中，卫在脉外，营周不休，五十而复大会，阴阳相贯，如环无端。卫气行于阴二十五度，行于阳二十五度，分为昼夜，故气至阳而起，至阴而止。故曰：日中而阳陇为重阳，夜半而阴陇为重阴。故太阴主内，太阳主外，各行二十五度，分为昼夜。夜半为阴陇，夜半后而为阴衰，平旦阴尽而阳受气矣。日中而阳陇，日西而阳衰，日入阳尽而阴受气矣。

夜半而大会，万民皆卧，命曰合阴。平旦阴尽而阳受气。如是无已，与天地同纪。

黄帝听完后，接着问：

老人之不夜瞑者，何气使然？少壮之人不昼瞑者，何气使然？

岐伯则回答：

壮者之气血盛，其肌肉滑，气道通，营卫之行，不失其常，故昼精而夜瞑；老者之气血衰，其肌肉枯，气道涩，五藏之气相搏，其营气衰少而卫气内伐，故昼不精，夜不瞑。

岐伯后来又解释，"**营出于中焦，卫出于下焦**"，但不论营气出于中焦，卫气出于下焦，其根本仍为"**大会于手太阴矣**"，也就是肺脉，所以肺是所有气的推动力。此点也与上文"**人受气于谷，谷入于胃，以传与肺，五藏六府，皆以受气**"的说法一致。

营卫气之日夜交替，也就促成了人们白天清醒，晚上熟睡。醒来的过程是气出营入卫，睡着时则反之，气由卫收敛入营。整个过程的推动力就是肺气，也就是肺脏的功能。

⇒《黄帝内经》对睡眠时血液循环调整的见解

白天人醒着的时候，血液在"卫"，也就是在体表，以六腑之阳气为主，特别是奇经八脉之三焦经（九）；夜晚血液随着人入睡而收敛入"营"，以五脏之阴气为主，特别是脾经（三）。从六腑之气收敛至五脏之气，观察血液分配的最大变化，就是血液到头颈部的循环分配变少了。

从《黄帝内经》的描述中可知，人在睡眠时，大脑进入休眠状态，因而不再需要大量的氧气；而在清醒时，大脑是氧气需求的大客户。大脑对氧气有大量需求，血液也就应需输往头部，从胃（五）以上之阳经，皆流经头颈部。到了睡眠时，血液灌流改为以内脏为主的模式，此时到头颈部之循环就以肝经为主。肝经经过脑干、垂体上达百会，这个区域恰巧就是睡眠时，使大脑仍保持活性，不断送出低频信号，让整个大脑静下来的总指挥。

睡眠由肺气发动

人睡着时，大脑是由胃、胆、膀胱、大肠、三焦、小肠等经络来送血的，此时大脑正处于同步信号影响之下的休息状态，送血量更是大幅减少。

送到脑部的血量大幅减少，对肺气不足的人就是个大问题了。因为血中含氧量本就不足，供血量又大减，一旦少到无法维持脑部细胞的基础代谢，就会造成失眠。此时中枢会拒绝降低送达脑部的血液，也就是拒绝减少高频经络的血液供应，以维持脑神经的生命。

由此结论来看，《黄帝内经》所说的睡眠时气血由卫入营，此动作系由肺气发动，如果一个人"气道涩"，那他的气血由卫入营的过程就不顺。因此，"气道涩"可解释为肺的呼吸道不顺，没有足够的氧气供应，无法推动气由卫入营。这一看法与现代生理学所说的睡眠的基本生理变化不谋而合。只是《黄帝内经》已更进一步由血液分布的角度来看睡眠的生理变化。

有了这个了解，我们再来研究失眠，就会有更深一层的理解。人入睡时，血液会由大脑之灌流为主进入以内脏灌流为主的形态，而推动这个改变的发动者就是肺气。

这似乎有点奇怪，为什么由肺气来发动入睡的过程呢？

肺气不足与失眠

我们在研究脉诊时，很快就发现，肺气虚的人，除了容易患上高血压病以外，也会并发失眠。而有趣的是，心脏愈好的人，若肺气不足，则愈容易患高血压；心脏较弱的人，若肺气不足，则容易失眠。谈论高血压的题目已有许多，这里我们就专门讨论失眠。

肺的脉象表现在第四谐波，最简单的判读就是看肺脉的标准差是否变大（CV 值变大），若肺部的标准差变大，则表示肺此时处于严重的缺氧状态。所谓 CV 值变大，就是比第三、第五谐波的 CV 值都要明显大 0.1 以上。CV 值愈大，表示缺氧愈严重；而振幅愈小，则表示缺血愈严重。在所有脉诊的参数中，与肺虚相关的病最多，因为肺在中焦，是中焦的主要共振频率。

如果肺气能够供应睡眠时的氧气需要，包含内脏休息、修补所需的氧气，还有足够的氧气供上焦、头部修补之用，身体就能一切顺利，安然入眠。因为进入睡眠模式时，呼吸会变得较浅，如果肺功能不好，造成氧气不足以供应大脑，身体就无法调整至睡眠模式，也就会失眠。所以，肺气足不足，是决定能否睡好的关键。[①]

由于气血由心肺送到头部时，脖子也是必经之路，所以失眠主因

---

① 睡眠不好的另一原因是思虑过度，即因为用脑过度，造成脑部缺氧，若无法借由提升肺气来改善它，则会失眠，这也是大家比较熟悉的失眠原因，其基本原因仍是大脑缺氧。

固然可能是肺气不足，造成血中氧气不够，无法推动睡觉时之卫气入营，但是如果脖子有些故障、阻塞，同样也会阻止卫气向内收敛。因此，如血中氧气本已不足，这个送血的途径中又存在阻碍，那就是雪上加霜，状况会变得更加严重。

脖子保健实战篇 第八章

孙思邈的保健养生法，还有另一特色，即"特别重视头颈部保养"。此篇将《黄帝内经》的养生智慧和孙思邈、张三丰等人的养生心得做了一番整理，结合现代人的生活方式及个人研究脉诊三十余年的一些心得，提供一些私房保健运动，大家可以看图练习。

≈ 预防脖子歪斜的方法

现代人的脖子特别容易歪，肇因便是使用脖子的方式不健康，尤其是长时间伏案工作、用电脑、玩手机。要预防歪脖子发生，有下列几点建议，大家在日常生活中可以多加注意。

（1）平时随时留意脖子的位置，保持"顶头悬"，也就是把头正正地立在身体上方，让脖子可以伸直、伸展而不倾斜。

（2）椅子与桌子的高度要匹配。坐在椅子上写字、阅读时，眼睛只需要稍微向下看，身体微倾，以脖子不用向前伸或上身不向下弯为准。

（3）看电脑屏幕时，要把显示器放在正前方，屏幕中心点约在下巴的位置。看文案或看电视也是一样，让头正正地立在脖子上，而目光稍微向下。

（4）工作时，每隔25分钟左右停下来休息一会儿，并转动头颈部约1分钟。

（5）走路时，一边走一边轻轻转动头颈部。

（6）等车、坐车、等人、排队时，也试着转动头颈。

转转脖子画"∞"

要怎么转动头颈部呢？

一般的头颈部运动，大部分都是让人向前点头，向后仰头，向左摆头，向右摆头，然后再以头顶画大圆圈，接着正转、反转……这个

下巴画 "∞" 转动脖子动作图示

将意念放在下巴，想象正在画一个 "∞"，由左到右，然后由右到左，最少各做一分钟

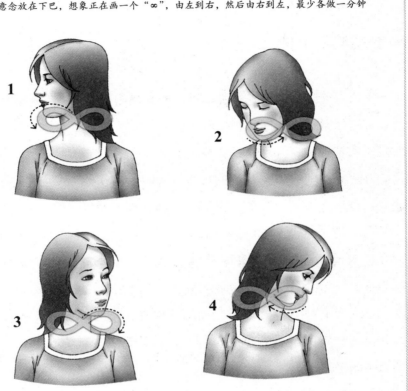

　　动作也不错，但有一个缺点：如果动作小了，很难使颈部关节得到运动；如果动作太大，又有让关节受伤的危险。

　　我们建议的动作是头部尽量保持端正不动，以下巴画正无穷 "∞" 的符号。

　　这个动作简单方便，无论工作时或看电视时都可以做。将意念放在下巴，然后开始以下巴尖端画 "∞"——正无穷大的符号。每次做时，由左到右，然后由右到左，最少各做一分钟。

　　如果动作正确，就会听到颈椎松开的声音，咔咔作响。这个动作危险性较小，速度可快可慢，幅度可大可小，而且看起来头部没有大动作，几乎可以在任何空间或任何状况下做，走路、站着、坐着、躺着都可以做，也不会引人注意，不用担心"好像在做怪动作"。

　　要养成习惯，无论你在看电影、看电视、用电脑、走路、坐车、乘船、搭飞机……只要想到，就动动头，转转脖子，松弛颈部肌肉，打开颈椎关节，活络筋骨，以减少酸水的堆积，促进头部血液循环，自然就会神清气爽，头脑清晰。这个简单的保健运动，不仅可以预防脖子歪斜，还可增长智慧，防止各种慢性病，以及腰膝酸痛、手肘和手腕病痛……达到一举数得的效果。

≈ 矫正脖子的方法与运动

　　歪脖子几乎是流行病了，只是以往没有受到重视，症状通常是脖子僵硬，头很沉重，颈部总是感觉有挥之不去、无法消除的疲劳。90% 以上的成年人皆有此问题而不自知，而这个不自知，才是最可怕的。

　　那么，要如何检查才能发现脖子歪了？方法其实很简单，人人可做：手向耳朵正后方摸，在头与脖子的交连处，也就是头发与颈部光滑皮肤的界线，摸摸看是否有硬块，按下是否会酸痛。如果年纪更大些，或是 30 岁以上、经常玩手机的人，就要进一步检查后颈部向后突起的部分（两条膀胱经上）是否有软软的肉块，甚至硬块。且在颈椎（督脉之上）也可能会长出很大的软块或硬块，这个肿块会随着病情加剧而变大，由一粒花生米大小，长到硬币大小，然后会同时产生其他明显的症状，例如心跳变慢、下背痛、心血管瘀阻等。

在这种情况下，前面所谈的转头摇脖子的动作只能阻止病情恶化，却不能使其真正改善或治愈。当然持续活化颈椎的动作仍是病人要做的基本工作，只是需要再加上一些更强力的矫正性动作。

推拿按摩法

要先找到颈部的软块或硬块。如果是软块，可以用按摩推拿治疗；不是长在颈椎上的软块，也可以用刮痧手法处理。但如果是硬块，就只能用手使劲在硬块上搓揉。多搓揉几次后，硬块会渐渐变软，从骨头上或骨节缝中浮上来，不再附着于颈椎，而是滑到肌肉中来，并且逐渐软化。这时就可以按摩或推拿，或继续搓揉到把它完全消掉，从而使颈部肌肉恢复到柔软有弹性的状态。

这个过程有一点风险，就是这些推出来的垃圾，包括酸水，会沿着后背往下流。虽然有一部分会被淋巴系统带走，但剩下的还是会继续往下流。

在这个过程中，将这些垃圾、酸水尽快赶到淋巴系统去，让身体这个回收系统来对此进行消毒、杀菌与除污，是非常重要的。

我们可以在背部膀胱经上刮痧，直接将这些垃圾、酸水赶到淋巴系统去，以阻止这些垃圾经由膀胱经的俞穴，溜进各个对应的内脏，从而引发更严重的内脏疾病。例如冠状动脉堵塞、糖尿病、肾脏病、肝病……

双手交握胸前画"∞"

如果做上一章介绍的下巴画"∞"的运动一两个月后，脖子已能习惯性地转动自如了，不妨进一步做下面这个进阶运动。

这个动作可以单独做，也可以搭配下巴的动作同时做。首先将双

下巴＋手部的动作图示

做下巴画"∞"的动作至熟练后，就可以加上手的动作，假想胸前有个"∞"，然后手与下巴同步画"∞"

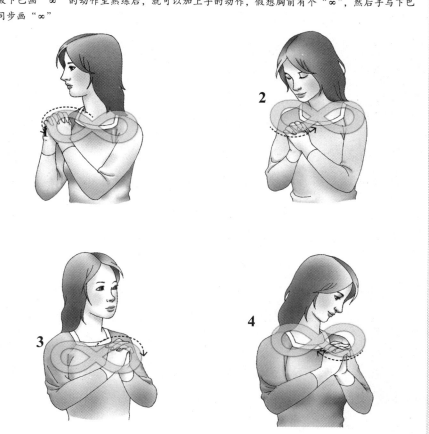

手放于胸前，十指交叉轻握，如前所述，以下巴画"∞"，同时将交握的双掌也在胸前画"∞"，这个"∞"要比下巴画得更大，一定要牵动肩膀，胸部中心的心窝部位（膻中穴）也要跟着打转，一起画"∞"。

这个动作不仅可以让脖子放松，还可以让膻中和肩部同时放松。练习这个进阶动作一两个月后，只要头、颈、膻中和肩都能灵活地画"∞"了，就可以再进阶一步做全身的运动。

全身摇摆画"∞"

在将下巴与双手的动作做熟练之后，我们可以站立起来，把这个画"∞"的动作由头顶做到脚，全面地慢慢延伸下去。这样的连续动作，从头顶到脚底，把整个身体都照顾到了，不过其中有些重点还是需要我们专门掌握的。

《内经·素问·脉要精微论篇》中说：

> 头者，精明之府，头倾视深，精神将夺矣；背者，胸中之府，背曲肩随，府将坏矣；腰者，肾之府，转摇不能，肾将惫矣；膝者，筋之府，屈伸不能，行则偻附，筋将惫矣；骨者，髓之府，不能久立，行则振掉，骨将惫矣。

《黄帝内经》的看法是，头要在身体的正上方，也就是张三丰所指导的"顶头悬"。而要把头打直，脖子就不能有病、有瘀或有湿。换言之，要使头正，脖子就不能歪，即头正需要健康的脖子。所以《黄帝内经》的第一个指示重点就是脖子要正、要健康。这与我们多年脉诊的心得不谋而合。

以下是全身动作的重点：

（一）重点在脖子，手在眉前

这个由上而下画"∞"的动作，第一个重点就是用下巴带动脖子画"∞"，此时双手可以十指交错，放在眉毛的高度，与前面介绍的动作一样，可以正转反转。

（二）重点在肩，手在胸口

背不能曲，也就是不能驼背。此时双手交错放在胸口的位置，与

全身动作图示

1 手在眉前部位画"∞"，脖子跟着手转动

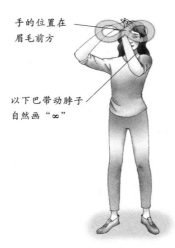

手的位置在
眉毛前方

以下巴带动脖子
自然画"∞"

2 手下降到胸前画"∞"，肩膀一起转动

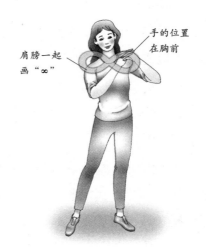

肩膀一起
画"∞"

手的位置
在胸前

3 手的位置降至肚脐前方，腰部随之画"∞"

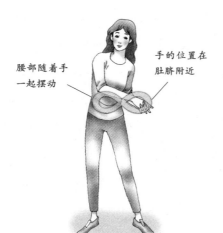

腰部随着手
一起摆动

手的位置在
肚脐附近

4 手自然下垂画"∞"，双膝微蹲并且
一起转动

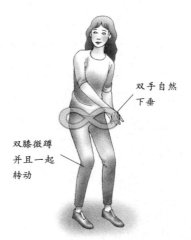

双手自然
下垂

双膝微蹲
并且一起
转动

松开膻中的动作一样，肩膀、膻中一起画"∞"，正转，反转。

（三）重点在腰，手在肚脐

接着是腰部，也就是带脉。依旧是画"∞"的动作，以腰为中心，正转，反转，此时双手交错放在肚脐附近的位置。如果不习惯腰部动作，可以先以手画"∞"，然后带动身体去运动。

（四）重点在膝，手往下垂

最后的重点是膝盖，此时膝盖微屈，以站稳、站好为原则，双手自然下垂，引导膝盖一起画"∞"，也是正转、反转。

这样做下来就完成了半个周期，然后再由下往上转，直到脖子也进行转动为止，完成整个周期。因为脖子、膝盖都是重点，而且在上下转换时只转动了一次，所以其转动的时间要长一些。

每个位置可配合心跳（大约每秒1.2次），正反转至少各9次。而脖子与膝盖可分别转18次以上。也可以用较慢的动作，慢慢地做较大幅度的转动。

这个针对全身中轴关节的柔软操，可视自己的弱点做定点加强，但无论如何，脖子都是重点中的重点。这个全身性的中轴转动，同时也可防止因脖子复健而驱赶出来的垃圾、酸水在脖子以下的关节或器官中重新堆积，并将之排到手掌与脚掌处。此二处有很多的动脉、静脉循环，也有很多动脉至静脉的直接通道——动静脉分流（A–V Shunt），因此可将垃圾及酸水由静脉送回心脏，再通过肺脏将酸水处理掉，通过肝肾将垃圾处理掉。这个运动要在空气好的地方进行，并且要保持心情愉快。

通过全身运动复健脖子的效果，比前面介绍的单纯的转脖子，或只是脖子、膻中一起转要更有效。不过需要注意的是，一定要循序渐进，由只转脖子开始，一步一步进阶，否则就会事倍功半。其中的诀窍就是一定要找到关节松开了的感觉。

睡前动作 1（鸣天鼓）图示

1 准备动作：以手掌捂住耳朵，手指枕在头下

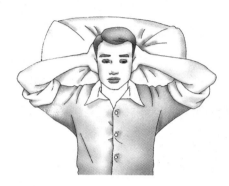

2 手掌离开耳朵，会牵动手臂往下压，尽量使手肘碰到枕头，胸口有往外扩的感觉

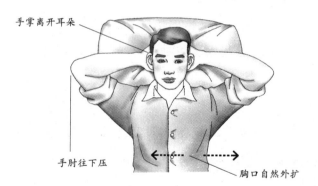

手掌离开耳朵

手肘往下压

胸口自然外扩

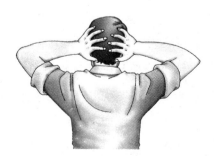

做睡前动作时，手掌枕在头下，手指撑开，抱着后脑即可

161

≈ 躺在床上也能保健脖子的秘诀

画"∞"的运动当然是在白天阳光普照的时候做为好，不过晚上入睡前和清早醒来但未起床时也可做一些其他的保健运动。本书在前面曾讨论过孙思邈的《养生铭》，其中**"亥寝鸣天鼓，寅兴漱玉津"**依据的就是《黄帝内经》"白日为阳，夜晚为阴"的原理。《养生铭》所说的就是起床前与入睡前的保健要诀，是躺在床上尚未入睡或已醒来但尚未起身时做的运动。

如果说孙思邈的《养生铭》教的是原则，那么养生十三法教的就是方法。我们已从之前的探讨中发现了睡眠对于头颈健康的影响，因此，通过融合养生的原则与方法，再利用睡功与卧功的特点，我们特别针对脖子的保健，设计了一些简单的、能躺在床上做的保健运动。这些运动只要每日睡前与起床前练习即可，说明如下。

亥寝鸣天鼓

"亥寝鸣天鼓"的重点之一为亥时要上床睡觉，就是晚上9点到11点之间便要睡觉，不能熬夜。

而"鸣天鼓"是重点中的重点，因为中医认为耳朵与肾气相通。从字面意义推敲实际动作，睡前"鸣天鼓"，应该是在睡觉之前以两手将两耳捂住，轻轻向耳道压去，再松开的动作；另一说法是以手捂耳，以食指轻弹耳后枕骨。其目的都是助肾气以收敛卫气，从而促进睡眠。将这些动作仔细分解、分析与实践后，我发现正确的做法应当是在仰卧的状况下，头枕在枕头之上，以手掌对应耳道，向耳道内鼓气。这应该是比较接近原意的动作，也就是上面所说的第一种。

此外，在研究与实践之后，我们又有了新的领悟，就是当我们的

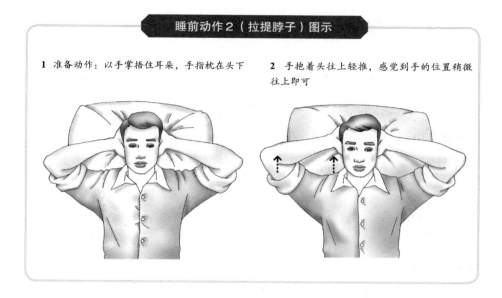

睡前动作2（拉提脖子）图示

1 准备动作：以手掌捂住耳朵，手指枕在头下

2 手抱着头往上轻推，感觉到手的位置稍微往上即可

双手捂住双耳时，会自然产生将头往上抬的力道。而当手掌开合，用力鼓动耳道时，手肘自然会由内往外、上下运动。做这个动作时能很明显地感觉到将肩膀拉开的力道，其影响甚至可以到达胸口，也就是膻中穴，把整个胸部的上半，也就是肺的上半部，循环最容易不足的部位的关节全都松开了。

手掌对应耳道在向耳朵用力鼓气时，有将头往上抬起的力道，通过这种力道进而松开各节颈椎，正好符合改善颈骨循环首重关节的概念。因此，睡前躺着"鸣天鼓"，对于脖子是有好处的。

于是我们延伸出另一个新的动作，同样是睡前躺在枕头上，用手捂住耳朵，用力把头往上推，然后松开颈椎。这个动作多做几次，可以体会颈椎一节一节被松开的感觉。因为此时人是躺着的，颈椎很容易放松拉开，而且入睡后会一直保持着这种松开的状态。

接着再做鼓耳的动作。从肩膀部位逐渐拉开，通过肋骨，一直牵动到膻中穴附近，刚开始可以做8到10次，把这些关节也拉松后，再把头往上提放到枕头上，开始睡觉。如此一来，整个晚上不管仰睡、侧睡，肩颈都会处在自然复健的状态，长时间下来，对老化一定有很好的遏制效果，甚至有可能将其反转。

这个动作，有一个可能的副作用。原理上这个拉脖子、扯肩膀的动作对睡眠是有帮助的，因为增加了肺气，也增加了颈后肝经、脑干部分的循环，这些都是入睡的基本生理反应。但也有人因为改变了平时入睡的习惯，多做了这个运动，反而有可能造成难以入睡。

所以做这个"亥寝鸣天鼓"的动作，要由浅入深，次数要由少到多，动作强度也要逐渐加大。至于要多久后才增加次数，要增加多少，这需要练习者自行体会。总之，在不妨碍正常睡眠的情况下，逐渐进阶，增加次数，增加强度。上限是不超过36次。

入睡时，颈椎、胸椎、肩膀的骨骼都被拉松，这不仅让人容易得到一夜好眠，也可加速颈椎、胸椎的复健。这个复健工作是人体在睡梦中进行的，不需用神，也不必卖力，只要人全身放松，静静地躺着就行了。睡前切不可运气或用力，否则容易造成失眠，那就得不偿失了。切记！切记！

寅兴漱玉津

这句话在时辰上的要求是寅时就要准备起床了，也就是早上3点至5点。当然，依照春夏秋冬不同的日出时间，可以稍作调整。冬天晚一点，6点左右起床就可以了；夏天早一点，5点左右也该起床了。这个要求，还需要配合"亥寝"，也就是晚上9点至11点要上床睡觉。**一天的睡眠时间绝不能少于8小时是最高指导原则，而实际睡眠时段，可随四季之变化稍作调整。**

而玉津又是什么呢？在道家的修炼中有各种说法，但无论是先天玉津还是后天玉津，都不过是人体的分泌液（津液），如胃有胃液、肠有肠液、汗为心之液等。中医理论特别重视这种津液，要大家好好保护、爱惜津液。而《黄帝内经》中一些有关"节欲"的教导，也是基于对津液的爱惜。

孙思邈的养生十三法中的玉津，指的应该是口水，也就是唾液。

现代生理学对口水也有很高的评价。口水中有很多酶，可以帮助人体进行消化；口水中有很多生长因子，可以促进人体各种细胞的生长；口腔中的伤口之所以很容易痊愈，口水便是重要的原因之一。我们的皮肤受伤时，第一个动作是在受伤处涂些口水，一方面可以清洗消毒，一方面可以促进愈合。皮肤被昆虫咬伤时，我们同样也会先在上面抹些口水。这都是人们多年来经验累积后的习惯性动作。

"漱玉津"这个动作，是以口水鼓动口腔，包括上下牙齿、牙床，使口水能滋润整个口腔。在经过一夜睡眠之后，口鼻腔都会有些干燥，借由漱玉津的动作，通过口腔来唤醒我们的头部。

我们在前面讨论过人在睡眠时的生理反应。熟睡时，人体头部除了脑干之外，其他部位的血液循环都会大幅减弱，这就一定会使人出现口干舌燥的状况。所以，醒来时先做一些口腔运动，刺激口水分泌，再经由口水漱口，并吞下口水，将胃及胃经唤起，增加胃经的循环——胃经是所有上达颜面循环之主力。

简单地说就是把我们唤醒：在意识上，让我们从迷糊、没有感觉、没有思考的睡眠中清醒过来；在生理上，让眼睛再看东西，让耳朵再听声音，让鼻子再闻气味，让身体恢复触觉，让口腔苏醒、恢复味觉……

在这个过程中，血液循环也要做出极大的改变来配合这个巨大的生理转变。所以由以营气为主的血液循环，通过"漱玉津"，会转变为以卫气为主。

在这个过程中，胆气或胆经是这个循环的必经之路。因为第三谐波、第六谐波、第九谐波是互为谐波的，不论由营（三）入卫（九），或由卫（九）入营（三），都绕不开胆经（六）。

在由营入卫的苏醒过程中，胆经与三焦经必定会被唤醒，否则人就无法从睡梦的生理状态中转变过来。

将漱口后的口水吞下后，也就唤醒了胃，从而促进胃液分泌。这个动作是为了唤醒属腑之阳气中仅次于胆气之胃气。

在各腑之中，除了胃、胆、三焦之外，还有膀胱经（七）、大肠经（八）、小肠经（十）、心经（十一）等，也应该一起被唤醒，这才是正确的全面苏醒过程。

耳聪目明法

我之前曾在讲脉的书中指出，人的老化是由阳气之衰败开始的，其实这也是孙思邈提出"耳聪目明法"的动机。这个养生法在理论上是可以延缓我们老化的过程的，甚至可以让人返老还童，恢复青春。

有了这样的认识之后，我们该如何结合"寅兴漱玉津"与养生十三法来进行养生保健呢？

我们的研究心得如下：在早上睡醒后到起床前，是身体开始活化的时刻。此时若顺势做养生十三法中耳聪目明的部分，就可以把老化过程中最先衰弱的头颈部的健康加强，以延缓老化速度。因为这样做能够顺应生理上由熟睡到醒来的过程，所以会产生事半功倍的效果！

在谈到步骤前，先给大家一个提醒：睡醒后，最好不要立刻起床。因为睡醒后迅速起身下床，会产生姿势性的脑部供血不足，以及反射式的短暂血压上升。年轻人因血管较为柔软，不会有什么大碍，最多有点头昏或眼前一阵发黑。相对来说，中老年人更容易有晕厥的可能，严重时甚至会造成脑卒中，这种案例在冬天时最为常见。

所以人在醒来后，最好利用这个时间练习耳聪目明法。不要立刻起身，甚至头也不要离开枕头，在床上躺着的状态下，直接就可以练习耳聪目明法。

耳聪目明法包括以下两个部分

（一）发常梳

躺在床上，利用腹肌力量稍微抬起头。将双手放在头上，手指稍向内弯，沿着发际往头部后方来回梳理头发，感觉像是在按摩整个头皮。如果此时腹肌力量不够，无法将头抬起，以致无法梳理到头部后方时，也可以左右两边分开做。先将头偏左边以左手撑着，使头部右下稍微悬空，而以右手梳理右边的头发，等右边梳理好了之后，再换左边。如此来回梳理两边各十余次。

接着把按摩重点放在从前额到颈部整个发际的边缘。这里的重要

起床前动作（发常梳）图示

1　醒来后先不要起床，将手指打开从前面发际往上梳，稍微用力按摩

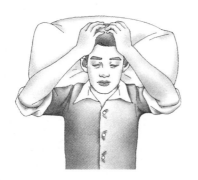

2　用腹肌力量让头稍微抬起，双手一面梳，一面按摩到后方发际，多按压发际部位

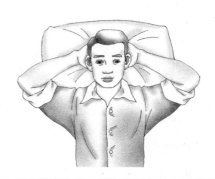

穴道特别多，而且又是最容易出问题的地方，有我在其他书中特别强调的翳风、完骨、风池、天柱、哑门等穴道，还有头维、神庭、太阳等重要穴道，这些穴道都集中在这个三厘米宽的范围内。

要记住这些穴道的确切位置并不容易，一般人只要沿着头发与皮肤的边界按摩，自然就能按摩到这些最重要的穴道，这是一种以简驭繁的好方法。

（二）面常洗，目常运，齿常叩，漱玉津

这几个动作可以一起做，按摩整个脸部。

"面常洗" 是按摩脸面，其中，眉毛、眼睛、鼻子、嘴巴都是重点。按摩前先搓手三十六下，将手搓热后，以指腹从眉头扫至眉尾，通常头尾为重点，可以再加强；接着闭上眼睛，以指腹从眼睛头按摩到眼睛尾，同样，眼头、眼尾是重点；鼻子要用指腹沿着两侧轮廓上下按摩；而口部则是用指腹沿上唇上方及下唇下方按摩，接近嘴角的部位是重点。

按摩的同时可以进行 **"目常运"**，将眼睛闭上，再用力睁开，并转动眼珠。接下来进行上下牙齿咬合的 **"齿常叩"**，以增加牙床的循环，并且刺激口水的分泌。最后是 **"漱玉津"**，以舌头按摩上下牙床，然后将口水吞下去，以唤醒胃经。

◆ 如何分辨痰与口水 ◆

做"漱玉津"的动作时，很多人会有这样的疑惑：口中的液体都是口水吗？该吞下去，还是吐出来？因为口腔中产生的液体不一定是口水，有时是痰或鼻涕，所以这个问题困扰了很多做此运动的人。

口水中有许多酶、生长因子及营养。而痰却是身体抵抗细菌或病毒所产生的废弃物，是身体借由口腔这个对外通道，把不好的脏东西排到体外的一种功能。

分辨的重要指标为：口水黏性较低，比较像水；痰的黏性较高较稠，甚至会呈弹性块状，或是像鼻屎一样，这种高黏度、有些固体状的痰不会经常出现，通常都是打通头上某一个瘀点后，才会出现。一般痰都是较黏的，而口水是较稀的。如果一时无法分辨，不妨吐出来，多观察几次。先在嘴里，用舌头推弄一下，没有阻力就是口水，稍有黏性的就是痰。然后将其吐在地上或纸上（卫生纸比较不好，因为其容易将液体吸收掉而无法分辨），如果一下子就摊平了，那就是口水，仍成一团的，则是痰。

痰分为寒、热、燥、湿、风五种，其中寒、湿、风造成的痰不太浓稠。而寒痰、风痰多是在感冒时才产生的，一般比较容易分辨。人受风寒而咳嗽，就会有很多痰，口水则一定会被污染，所以人们很少会把它吞下去，一般都会将它吐出来。

湿痰是比较难分辨的，该如何分辨湿痰与口水呢？湿痰可以是块状的，也可以是黏性液体。一般以稀薄、稍有泡泡、偏白色的样子出现，这种稀薄的痰要用前面所说的黏度来分辨，就有些困难了。

　　此时不妨用舌头将水液贴平在舌头表面，仔细尝一尝它的味道。如果是口水的话，就会有些甜味及淡淡的香气；如果是痰的话，就会有点咸味或腥臭味，因为痰是经由上皮细胞分泌而来的，其成分有点像汗或尿液，再加上一些脓液，这样的味道就很容易和口水相区别了。甜或无味、有点香气的水，就可以吞下去；有些咸味的，甚至带点腥臭味的水，一定要吐出来。

≈ 耳聪目明法的扩大运用

从睡眠中醒来的过程，是人体把留在内脏、颈椎、脊椎中的血液分流至头部的过程。而脖子又是阳气（高频谐波）流注之区块，也是老化最先发生的区块，因此对这个区块进行保健，就成为延缓或对抗老化的重点。

唤醒阳经，打通阻塞

依照前文所述，睡前将颈椎、胸椎拉开，同时又让大脑休眠，各组阳经虽不是血液流灌的重点，但由于大脑正处于休眠状态，身体所提供的氧气与能量，仍大于大脑所消耗的。此时大脑仍可做许多整补与修复的工作，且这些工作可与内脏之工作同时进行。

而醒来的过程，则是将休息中的阳经唤起，并加强氧气与能量的提供。此时正是改进这些阳经的大好机会，这与根据春夏秋冬规划养生，其实是一样的道理。

阳经开始活化，引进新鲜血液与氧气。此时正是清晨日出之时，树木花草也由呼吸作用转换为光合作用而大量排放出氧气；人的肺经（子午流注，寅时在肺）刚启动，是最为活跃的时段，刚好可以由空气中吸入大量氧气。

所以在这时候做洗面，梳头，按摩五官、脖子等动作，就可以很好地唤醒阳经，也能很好地打通阻塞之处，这是需要好好把握的一段时光。

放松关节，随时可做

虽然最原始的做法是依据时辰来养生，但这些睡前与醒后的功夫，并不限于晚上睡觉时才能做，中午的午休或早上运动后的回笼觉，任何时间想要躺一下，都可以进行。

尤其是睡前或躺下之后，伸展脖子、胸椎、肩膀的动作，可以在十秒钟之内迅速完成，并不会占用睡眠时间，却能换来整个睡眠时间的复健功效，是非常有效又便利的动作。

其实这个动作还有以下两个可以推展的方向。

（一）在部位上推展

我们在前面曾介绍过，保护骨骼、关节的健康，最重要的是不要让骨骼受折、关节受压。骨骼受折，在人体放松躺平之后，自然就恢复了；但是关节放松，却不是在躺平后必然发生的。所以将关节松开应是人们每天必做的功课。

当人站着时，骨骼会撑起地心引力赋予身体的重量，其实这件事对骨头的成长很重要。航天员在没有地心引力的环境中待久了，骨头就会软化。其实，我们坚持运动的目的，除了锻炼肌肉之外，另一个非常重要的原因就是保持骨骼的强健。让骨骼承受适当的负重，能促进其生长和维系其有效的结构。

要让关节放松，躺着就是最好的状态，因为关节垂直时便不再受地心引力的牵引。我们前面介绍过的伸展上半身的动作，可以推展到全身的关节。

其做法仍是以双手放在耳朵与头的下方，轻轻上提，全身尽量向下伸展，直到最长的状态。可通过臀部及脚后跟来使身体得到伸展，到了极限后，以脚后跟为轴心转动脚，用脚趾画圈圈，双脚脚趾同时向内转，或同时向外转，把身体更进一步地伸展。此时不但全身的关节被拉开了，腰部以下的关节也因脚的转圈而进一步松开。唯一的禁忌是"运气"，除了脚的转动外，全身都要放松。

（二）在时间上推展

这个放松关节的动作，可以在任何时间做。坐着做比站着做有效，躺着做比坐着做有效。瑜伽动作中的死尸式，就是静静地躺平。如果在躺平后，先放松脊椎、脚、腿、肩、肘的关节，再静躺几分钟，效果一定会更好。

游泳有利于身体的健康，这是大家都知道的事，其实游泳之所以对身体有特别的好处，也是相同的道理。航天员在地面模拟在外太空的失重状态时，常常是在水中进行训练的，这比由飞机以自由落体下降来产生零地心引力的状态要方便太多了。所以，浸在水中的状况与躺着相似，移除地心引力的效果也是一样的。此时最好的做法就是全身放松，浮在水面，或者平躺着，或安静地沉入水中。

将关节用力松开之后，再从事其他水上的运动，可以大大提高水上运动给人体所带来的好处。因此，不论用什么姿势游泳，多伸展并转动手、脚、身体和头颈总是很好的。慢慢地游就可以了，我们不是游泳选手，不可能得奥运会奖牌，还是让自己多增加几分健康比较实惠。

❧ 养生十三法的解析与运用

前面简单地叙述了民间流传的孙思邈的养生十三法，以下内容是我们研究和运用这些方法的心得。

（一）发常梳

我们特别强调，睡醒后，不要立即起身，应先用手当梳子，把头发梳理一番。梳理的重点，除了膀胱经之外，在从前额到颈部整个发际的边缘。以手指在此分界处，上、下、左、右，多次缓缓按摩。一且发现酸痛点或凸出点（当两手同时在左右对称的位置按摩，就很容易发现凸出点），就把这些位置当作"阿是穴"——这也是孙思邈提出的，就是特别凸起或凹陷并且按下会酸痛之点。对这些点好好做按摩复健，恢复该处的气血循环，这对防治老化有关键性的作用。

平时也可常梳头发，这就是孙思邈原文之指导。但是依据循环生理的基本原理分析，我们提出这个在清晨醒来、午睡或睡回笼觉时，躺下来做这个动作的改进版方案，应该会有更好的效果。

（二）目常运

眼珠打转，向左、右、上、下四方转动。这个动作可以和转动脖子的运动同时进行。

睁开眼睛，转动眼珠与转动脖子的运动同时进行，由下巴带动着一起画"∞"。注意，要在练习了一段时间，积累了一定的经验之后，才可考虑闭上眼睛做这个动作。因为即使我们睁着眼，同时做这两个动作也很容易跌倒，所以最好是坐着的时候做，这样转颈、转眼珠、睁着眼、闭着眼，都不至于摔倒。

最好在办公一段时间后，或看电视、玩电脑二三十分钟之后，做三至五分钟颈部与眼睛一起转的运动。有时睁眼，有时闭眼，一方面矫正脖子，一方面保养眼睛，这会对眼睛有意料之外的好效果。有眼睛近视、散光或老化等问题的人，特别要加强练习，以保护视力，使自己一直拥有一双清澈、明亮的眼睛。

（三）齿常叩

上下牙齿互叩，不需用力，只要上下牙相合并发出声音即可。这主要是为了增加牙床之循环，所以叩齿的速度与心跳搭配较佳。此时自然会产生口水，如果口水不黏、不咸，就要将其吞下去。即使口戴假牙，也可做此运动，因为保健的是牙床，牙齿真假并没有影响。

（四）漱玉津

此动作除了吞口水外，也可以用舌头按摩牙床，最好是上牙床、下牙床都按摩几遍。这个动作也可与"面常洗"的动作一起做，同时以手在嘴唇外按摩上下牙床。

（五）耳常鼓

在睡觉前的运动中已介绍过此动作。起床之后做此动作时，可配合梳头的动作，双掌掩耳，耳朵反折，以食指压住中指，将食指弹向风池穴；也可与"面常洗"同时做，以手指沿着耳郭，由上到下细细按摩。耳郭上有许多穴道，在把耳朵拧热后，整个头面都会觉得温暖起来。

（六）面常洗

这个动作在睡醒后、起床前做，会特别有效。平时也可以做这个动作，但做时要注意面部的结构，对眼、眉、鼻、嘴、下巴都要加大力度，脖子前后也可以一起按摩。

（七）头常摇和（八）腰常摆

除了前面介绍的睡前伸长颈椎，以全身（由头顶至膝盖、由上到下）画"∞"的动作之外，也可以局部摇头、摆腰，在适当时候多做一下这两个动作，可以加强脖子与腰部的柔韧性。

（九）腹常揉

吃得太多时，特别需要这样做，因为这个动作可以促进消化，帮助吸收。如果真的过饱，还可配合敲打与按摩足三里穴。

（十）摄谷道

这个动作是提肛、缩阴，即将肛门肌肉往上收紧。此时男性阴囊、女性阴道也会跟着收缩。这对于练习将气收敛入骨有相辅相成的效果，对增强男女之性功能皆有帮助。

◆ 奇妙的15分钟 ◆

15分钟是一个奇妙的时间。针灸时如留针约15分钟，针灸的效果就能持续两三个小时；如果超过15分钟，其效果仍旧只是持续两三个小时，不会增长；但少于15分钟，例如10分钟，则其效果就只能持续1小时左右，也就是效果大大减弱了。所以对一般的运动，我们都建议以15分钟为一个单位，一定要做这么长时间，至于要不要做得更久，就看自己的时间和喜好了。

（十一）膝常扭

双脚并排，膝部并拢，微下蹲，双手按膝，左右扭动。也可配合由上到下画"∞"之动作，且在膝盖部位应特别加强，除了画"∞"之外，也可画圈。

（十二）常散步

散步是我一直推崇的一项运动，也是最好的气功，而且十分简单。每天走15分钟，每个人都能做到。散步时要注意大开大展，即手的摆动大些，脚也跨开些。抬头挺胸，腰部放软，腹部放松，以自己觉得舒适、写意的步伐进行，就可以轻松运动。

建议每分钟走70步左右，也就是比平时的心跳快个三五拍，走上15分钟，对身体非常有益。

（十三）脚常搓

搓脚的重点是脚底中央的涌泉穴及脚后跟。这两个区块都是肾经的位置，而肾是所有能量的来源，在血液循环上是仅次于心脏的重要器官。把肾经保养好，则心肾相交，对保持身体健康极为有利，所以中医认为肾为先天之本。

而以热水泡脚，也有异曲同工之妙，尤其是冬天睡前将脚泡暖，

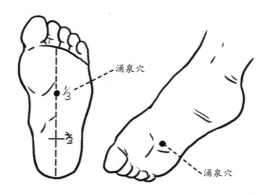

涌泉穴

涌泉穴

在第二与第三脚趾间往脚跟画一条线，线前1/3的位置，就是涌泉穴

同时搓揉脚后跟及涌泉穴，更是保健良法。

（十四）敲小腹

这是在十三式之外，我另外加上的一个动作。这个动作是以手握拳敲打小腹，在小腹上下 20 厘米的范围内敲打，如果感觉不太痛，就在可以忍受的情况下再逐渐多用点力，上上下下地敲打，在特别有酸痛感的位置多敲几下。这个动作除了可以代替收气外，也可改善尿频、月经不调（月经来时暂停敲打）、前列腺肥大等问题。此动作可与其他动作，如"腰常摆""常散步"同时做，以收一举两得之功。

由养生法看流行之保健运动 第九章

在我们讨论过孙思邈的养生法，也知道如何去运用它后，相信大家不仅对养生法有了更深的了解，也对其内涵及原理有了更进一步的认识。就让我们用与分析孙思邈的功法相同的思路，分析一下当前流行的保健运动究竟有何奥妙之处吧！

⤳ 君臣佐使拍胆经

拍打胆经是很流行的保健运动，是传统拍打功提纲挈领的做法。时下还有人推行拍打全身各处，而且很是用力，殊不知毫无章法地到处拍打、用力拍打，一定会把全身的气都拍散。当然，如果你的身体非常虚弱，这个拍打的动作可以起到增强循环的作用。不过，当你的循环状况良好或很好时，这个乱拍乱打的动作反而会破坏原有的良好循环。

中医常说"气行血"，这句话表示血压波是推动血液流动的动力。而血液流动的动力，一是来自心脏的推力，二是来自血管经络的协同作用。心脏的推力，比较容易理解，西医也是一样的看法。至于第二项，血管经络的协同作用就比较难理解了。

我先打个比方，以篮球选手练习投篮为例。投篮的动作，是全身肌肉、骨骼在大脑、小脑的精密计算与肌肉的精确操控下做出的动作。要想投篮投得准，只有一种办法，那就是不断练习，其他的体育运动也都一样。

拍打与气血的关系

气的运行，也是有相似的现象的。气要运行顺畅，除了心脏要有力之外，还需要血管经络的协同作用，这就像训练投篮一样，必须经过长期不断训练。打拳、站桩、静坐都是这种训练。无论是血管的收缩放松，还是每块肌肉的用力与协调，唯有经过长时间的练习，才能更平顺地将气（血液压力波）由心脏送到身体各部位。

所谓体内真气运行，其实就像投篮一样，是由大脑、小脑加上交感神经和副交感神经的精密计算与操控而达成的。这个控制，可以使血液在最小的阻力下流到身体的各个部位，包含内脏、经络、肌肉、皮肤……

在人身上，尤其是穴位处加以重击，就是点穴。点穴不仅可以阻碍气血的循环，严重时，还可能使人因血循环严重阻滞，神经失去感觉及传送信号能力而造成麻痹，甚至昏倒。使劲地在身上拍打，就如同在身上点穴，不但不能改善气血循环，反而会造成气血阻滞。

这个阻滞的现象，对气血愈通畅或身体状况愈好的人，伤害愈大。反倒是全身气血不通的人，用力拍拍打打，或许可以让能量输通管道有些改善。同理，用力在气血不好的部位拍打，对身体会有一些帮助；而在气血畅通的部位拍打，就要在力度和时间上小心拿捏，拍打的频率最好与心跳同步。当心脏把血液压力波送达此部位时，若拍打的动作能感应到心脏的力道并与之相辅相成，就会得到最好的功效。但是又有多少人抓得住这个要领，抓得准这个时机呢？

胆经是上行至头部的主要经络，也是老化过程中最早衰弱的经络，而且是三（脾）、六（胆）、九（三焦）这三个共振频的中心。人的老化之所以会降低人体的抵抗力、免疫力，也是因为游走全身的三、六、九之气逐渐退化；而人的老化自脖子歪斜时开始，也就是将三、六、九谐波之能量一起往下压迫而发生的。

由以上分析可以了解到，脖子与胆经的保健有很多相通的地方。那么，这两者之间又有何不同呢？

我们转脖子的动作，是以矫正脖子的骨骼结构及增加肌肉的强度为主；而敲打胆经，是希望经由这些拍打，给已经虚弱的胆经增加一

胆经位置图

胆经从头侧到脚趾，分布在身体外侧，拍打时不只要拍打腿侧，脸侧也可轻拍，以引导气血，活络胆经

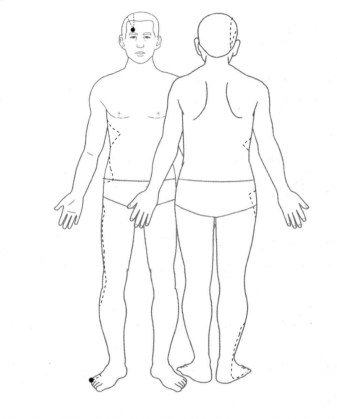

些能量。

在分析拍打功时，我曾指出拍打的动作用在身体虚弱的位置比较好，而且也会比较安全，不会有反效果。

在一般正常的老化过程中，脖子是第一个退化的，而退化的关键点就在颈椎的关节上，尤其是颈椎的第一、第二关节。

这些骨节的歪斜，是由于长期姿势不良所造成的。姿势不良会造

成长期的肌肉疲劳，而长期的肌肉疲劳会使肌肉无力再维系正直的脖子。脖子歪斜了，就无力再保持通过颈部经络之畅通。首先受其影响的是第三、六、九谐波，也就是脾经、胆经、三焦经。

拍打胆经的复健处方

在分析了这些病因后，让我们来开一个复健的处方。这个处方的中心思想就是我以前在讲脉诊时大力提倡的要有君、臣、佐、使。

（一）君

做拉松并转动颈椎之运动。以晚上头枕在枕头上时为主要运动时间，白天可在早晨或下午做转脖子画"∞"的动作。

（二）臣

按摩颈部，梳头发，干洗脸（包含眉、目、鼻、口、齿等）。在清晨醒来后，头不离开枕头，躺在床上做；白天也可随时做这个动作。

（三）佐

手脚并用，大步行走，配合心跳，每分钟行走70余步。这个行走功，很像中药的甘草：一方面有强心补肾、增强循环的功能；另一方面也能调和全身气血，将君、臣、使之功效和谐化，利于将这些功法效果收为己用。

（四）使

拍打胆经，尤其是大腿外侧、胁下，一直到脸的侧面、太阳穴，以引导气血进入胆经，加强君、臣、佐的功效，使其更加集中于胆经。

通过这种全面复健，不但能让人体胆经的气血更顺畅，而且还能让我们青春常驻。

≋ 海豚式甩手功

甩手功类似于行走功，原则上每次也要做上 15 分钟。这个甩手的动作，以动上肢为主，而这种规律性的动作有强心补肾的功效，加上蹲下的动作，可以收敛肾气。

甩手的动作，是手在往前、往后摆时稍微用力，这也是"甩手功"这个名称的来由。这个功法已流传很久，流行很广。

这是个效果较广且没有副作用的动作，主要以甩手为主，运动肩膀的效果特别好。这个动作对第三、六、九谐波皆有助益，对心、肾也有补益，但总的来说仍是以加强脾经（三）为主的。

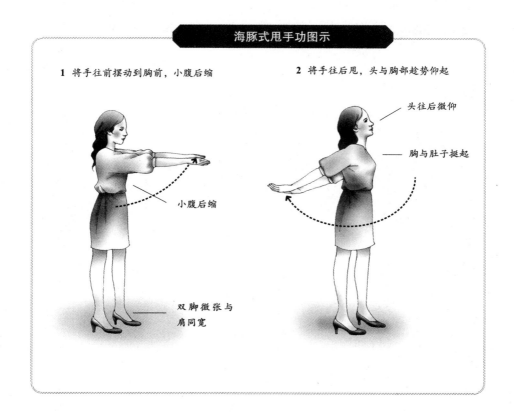

海豚式甩手功图示

1 将手往前摆动到胸前，小腹后缩

小腹后缩

双脚微张与肩同宽

2 将手往后甩，头与胸部趁势仰起

头往后微仰

胸与肚子挺起

为了强化对脖子的复健效果，我们将此功法加进身体的前、后运动。当手往后摆时，胸与肚子向前；反之，手往前摆时，胸与肚子向后。肚子向前时，头向后微仰；而肚子向后时，头向前微低。这样做起来就更像海豚在游泳，可以运动全身。其中头部的后仰、前弯，加强了针对脖子的复健效果。

这个甩手动作在复健脖子的处方中原本只可占有"佐"的地位，如同行走功一样。但如果再加上头部、腹部的前弯后仰，就可将其提升至"臣"的地位。

这里开的这帖复健处方，是针对脖子的歪斜，压迫了三、六、九谐波所产生的症状而开发的，并不是全身性的普遍的养生功法。

要达到全面的养生效果，还是太极拳、养生十三法、华佗五禽戏、八段锦等内外兼修的功法较为完备，但这需要长时间的学习体验、自我精进，才能显其功、彰其效。

脉诊与经络

三千多年来，脉诊一直处于类比分析的应用中，无法进行量化分析。而在过去三十年的研究中，我们基于血液循环共振理论，建立了中医基础理论，赋予了经络及穴道生理学上的意义，并由此研发了脉诊仪。本篇介绍了脉诊仪研发至今的脉络与应用，希望能吸引更多的人投入到脉诊研究与发展的工作中。

≈ 研发脉诊仪的动心起念

中医理论中最精华的部分是十二经络与相关穴道。这个理论体系研究发展的过程仍未被人们所了解，但它首次出现在《黄帝内经》中时，就已是完整而成熟的体系了。

而自《黄帝内经》以降，两千余年来这一理论体系都没有丝毫更动。一个学说或科学理论体系，没有研发的经过，一出现就是完整的系统，之后也没有任何更正或改进，这在科学史上是个奇迹。

以现代医学而言，维生素是一个一个地逐渐被发现的，哪怕历经百年后还是有新发现。化学元素周期表由十几个元素开始，到近年来已经发现了上百种，也是经过近百年的不断发现而累积的。

但中医在脉诊上的理论就不同了。由扁鹊提出二十二脉开始，至今已经两千多年了，尽管其间各家各派不断地提出新理论，但其相互之间却多有说法不一、自相矛盾之处。就算是现代依据二十八脉设计开发的仪器，仍然不确定究竟是用 50 克加压，还是 100 克加压才叫沉。

而寸、关、尺究竟是如何对应内脏及经络的，各家各派也同样是各说各话。至于左手、右手各属不同脏器的说法，人们更是无法证明其正确性，也就谈不上有一致的见解了。

回归数位

三千多年来，脉诊一直在类比信号的范围中打滚，类比信号在定量上是困难的，分析上更是不可能完备。

在近代中医科学化的进程中，比较科学的方法与仪器，是日本人中谷义雄发明的良导络以及德国人傅尔发明的傅尔电针（EAV）。这两项发明依据的理论都是中国的经络与穴位学。

日本人与德国人都非常喜欢中医，也对此做了长时间的研究。这两个国家特别重视一板一眼的研究工作，而经过他们长期的观察及研究后，竟不约而同地选择了穴道及经络作为中医科学化的切入点。

如果由中医诊断的手段——望、闻、问、切来分析，现在就只有"切"一个手法被加以应用了。西医开发了血压计，却不能理解各种脉波波形中包含的信息。所以从这方面来说，"切"就是中医切入科学的最佳机会，也是最佳切入点。

要由"切"来切入中医的研究，就必须由生物力学及生理学入手，也就是从血液循环生理学"切"入。

生理学在西方是门非常重要的学科，在过去四五十年的研究中，血液循环也如中医学一样"各说各话"，几十年来一直没有一个比较明确的说法，更不要说发明什么"模型"或"方程式"了。

三十年研究有成

在过去三十年对中医的研究工作中，我们一直朝着三个方向努力。

（一）在各专业性期刊中发表论文成果

生理学期刊。我们从力学的角度，结合解剖学的结构，分析目前流行的流量理论的弱点，并提出相应的解决方案，导出新的统御方程式。我们以严格的数理方法，证明血液压力波是推动血液进入组织器官的原动力（气行血）；而在血管中传送的特征矢量为其谐波，并提出共振之观念。

医学及生物工程期刊。我们做了各方面的实验，努力证明共振谐波分别对应了中医之经络及穴道。把中医的"切"与中医最核心的基础理论——经络理论做了紧密的结合，并以此验证中医的重要基础理论——药理学及各方剂之组成原理。

另类及互补医学期刊。我们分析了过去的中医脉诊，论说了以人的感觉为标准所造成之"不可靠"。每个人的感觉是见仁见智的，是"心中各自以为"的了然。很显然指下难明，且无法相互沟通。我们将这些以感觉为基础所做的类比分析工作，转化为倚仗现代科学的仪器测量，进行数字化分析。

历经三十年的努力，我们已成功地通过血液循环共振理论建立了中医科学基础理论，更是明确了其中之精华——经络及穴道之生理意义：**将各个经络器官之共振频，分辨归类，一一试定出来；将过去中医以类比方式分析的各种诊断、药理、方剂学，试着改用数据方式来分析**。希望通过大数据分析可以促进中医的发展，并将之引导为现代化之科学，进而开发诊断学，以及各种临床应用科学。

今后之工作

三十余年的脉诊研究发展至此，在基础建设上"已接近稳固"。

在所有医疗仪器的开发历程中，开发初期多是由科学家去研发，但当仪器有了一定生理学或解剖学的应用之后，就到了该由医生们接手的时候了。企望医生们在临床实务与应用上有更多的发现，深入发展脉诊研究与完善脉诊仪。

☞ 由医学诊断历史看脉诊的未来

医学的发展自然伴随着诊断能力的进步，而诊断能力的进步也伴随着诊断仪器的更新和发明。我们先是发明了显微镜，然后才确定了细菌的存在。其后的细菌培养、抗生素的发明等，都是通过显微镜的直接观察而得出的。通过显微镜观察并分辨出细菌的种类和特性，方能最后确定其功效。当我们能准确诊断细菌之感染时，所有细菌性的传染病也就能得到较好的控制了。

诊断学的发展由仪器的开发进行引导，细菌感染的病理研究由显微镜进行引导，而骨骼及各器官形态研究，则是由 X 光机进行引导的。

这些仪器的开发，多是由工程师、科学家、生理学家和医生共同合作完成的。在开发的过程中，医生是配合的角色，但是仪器一旦可以使用了，医生就成了主角。

开发一个仪器是由少数人完成的，而发展这个仪器的应用就需要大量人员参与。

仪器是由科学家、工程师、生理学家、医生共同开发出来的，而后由医生主导，将之应用到各种疾病的侦测、预防、治疗、愈后调养……

脉诊仪就是这样一个非常有趣的医疗仪器。它不侵入人体，对人体也没有任何危害，关键是它继承了中华文化数千年的传统智慧。过去先圣先贤的论断，需要我们去验证；过去常用的治则、治法，也需要我们以科学方法去推广。

单是这个工作量就可谓前无古人了。

以往新的医疗仪器在供人使用前，其研究对象从来都没有像中医这样积累了这么丰富的知识，经历了这么长的历史，产生过这么多的争端，承受过这么多的褒贬。

所以，脉诊仪的发展与完善需要更多的人参与。

脉诊仪没有任何侵入或副作用的伤害，也不需进行任何防护，只要懂得一些基本判读规则就可以使用。不管是中医还是西医，只要对医学有兴趣的人，都可利用这个工具进行研究，进而得出新的见解与治法。就像过去数千年来中医的发展一样，参与其中的人，各自都能成就一家之言。

≈ 简介脉诊判读参数

变异率

变异率（CV）显示脉的稳定度。此稳定度之数值，有两个来源：一个是由机器使用不良而来；另一个是真正的生理信号，也就是"风"之大小值，亦是缺氧的状态。此值愈大，表示缺氧愈严重。用过傅尔电针（EAV）的人会发现，这个参数与傅尔电针所量的电压下坠速度具有相似的性质。

在判读变异率时，第一个注意点是在各谐频中变异率之最小值。这个整体谐频变异率之最小值，可视为此次测量操作时的稳定量，是机器在使用时，操作者及受测者的安定指标。此值如超过 0.05，表示稳定度不够；超过 0.10 就必须重做，此次测量已失败。

表一　血压脉波谐频分析报告

性别：M 左／右手：L 年龄：34

心跳率：089bpm 心跳变异率：0.04

量测日期及时间：2013-08-26 13:06:08

量测档案名：TW13061701513080016

谐波	能量密度	变异率
C0	0.369	0.033
C1	0.751	0.105
C2	0.710	0.086
C3	0.265	0.270
C4	0.168	0.037
C5	0.109	0.156
C6	0.054	0.099
C7	0.029	0.071
C8	0.017	0.114
C9	0.009	0.110
C10	0.004	0.157
C11	0.002	0.071

能量密度：血液的供应量，与良导络测量的生理参数相似。

变异率：缺氧之状态，与傅尔电针测量的生理参数相似。

如果连续发生最小变异率超过 0.10 的情况，说明有两个可能：一是受测者已非常虚弱，病得很严重；另一可能就是仪器需要校正了。这时不妨再找一个比较正常的受测者作测试，如果最小变异率仍大于 0.10，那就确定是仪器需要校正。

变异率表示缺氧的程度，也就是中医所说的"风"。一般而言，由脏至腑其共振频率愈高，其变异率就愈大。所以变异率应该是由第零谐波至第十一谐波缓缓上升的。

如果中间有一个谐波的变异率忽然变大，所谓独大者病，那就表示这条经络缺氧比较严重。变得越大，表示这条经络缺氧越严重。

变异率与博尔电针所测量的是性质相似的信号。缺氧严重的话，该经络所主之病或症状就会相应地出现。医生参考《黄帝内经》或各种中医教科书，了解该经络所主之病，这就是诊断的开始。医生在使用脉诊仪时可通过望、闻、问、切，进一步了解受测者的脉与症的关系。如此这般，以脉为师，一步一步地改进，自己综合诊断的能力就会得到相应的提高。

振幅表示每条经络充血、送血之状态，与良导络所测相似。正常人的振幅本就有个"平人"的分配比例，这个比例与变异率刚好相反，由脏器之低频到腑的高频，其比例是愈来愈小。也就是由第零谐波至第十一谐波，振幅一个比一个小。正常人的数值都是缓缓下降的，如果有一个谐波的振幅忽然变小，也就是与前后的谐波比较后，其振幅不在两者中间的位置，这也可谓是独小者病，表示由此经络所主掌的各种生理现象，产生了虚弱的状况，或者说是生病了。

有了这个基础的认识，我们就可以对各个经络的变异率及振幅做进一步分析。

C0 的指标说明

C0 为心脏在一次收缩时输出之统合力量，这个力量数值如果变大了，就表示血管及脏器硬化了，心脏必须通过比较长的时间来做功，才能将血液送达各组织器官。因此可将 C0 视为心血管系统的体检指标。这个值愈大，表示心火（君火）愈大。

表二　男女年龄与 C0 参数对照表

年龄	男	女
30	0.33	0.38
40	0.36	0.41
50	0.40	0.45
60	0.43	0.49
70	0.47	0.53
80	0.50	0.57
90	0.54	0.60

　　附注：如女性之 C0 小于 0.3，男性小于 0.26，同时脉波很小，或收缩压小于 100mmHg、舒张压小于 60 mmHg，则是心脏衰竭的前兆。这可以通过望其气色来判断。

　　心血管愈老化，C0 就愈大。在表二中可看出男女之 C0 参数在各个年龄的一般数值。

　　人们在做过脉诊之后，参考这个数值，就能知道自己心血管的健康状态，知道自己的心血管大约已相当于多少岁的人了。

C1 的指标说明

　　C1 是肝及肝经的指标。当人吃到有"毒"或不宜在体内久留的东西时，就需要肝脏对其进行分解，所以人在喝酒或喝咖啡之后，C1 值都会上升。正常人的 C1 值也会随着年龄变大而增加，这个值变大在中医上称为肝火或相火。

　　在没有吃进给肝脏增加负担的食物或饮料的情况下，男女之 C1 参数随着年龄增长的一般数值，可参考表三。

表三　男女年龄与 C1 参数对照表

年龄	男	女
30～49	0.80	0.80
50	0.95	0.95
60	1.10	1.05
70	1.20	1.15
80	1.25	1.20
90	1.35	1.30

附注：　如C1小于0.72，则有脂肪肝、肝纤维化之可能。

　　这两个老化指标的受测结果，会随着受测者的食物、饮料或心情而有些许的改变，但仍不失为健康状态的客观指标。

　　从前面两份表来看，C0 和 C1 这两个指标的数值显示出，人的年龄愈接近 30 岁，身体愈健康；同时也表示，人到了 30 岁，就开始逐渐老化了。

　　所以如果想做保健运动，那是愈早愈好。而且最好在三四十岁之间，就不要再从事过度消耗体力的运动，如田径、球类等剧烈的运动，而应改为快走、慢跑、爬山、太极、气功等以养生为主要目的之慢运动，减缓这两个参数变大的速度。

　　如果要核验一些保健、复健的运动是否有效，我们也可以通过这两个参数指标来进行研判，从而了解该运动、拳法或者静坐，是否真的对促进健康及延缓老化产生了具体的功效。

C2 的指标说明

　　C2 是肾经及肾的指标。这个指标是人的先天之本。先天发育好的人，此数值大；先天不足的人，这个数值小，请参考表四。

197

表四 男女 C2 指标

	男	女
先天不足	0.50以下	0.45以下
标准	达0.54	达0.48
先天强	达0.60	达0.55
先天非常强	0.70以上	0.65以上

如果男生不足 0.5，女生不足 0.45，就表示这个人先天不足，这种人容易心肾不交，因为肾气不足，造成心火（C0）变大；而 C2 数值愈小，代表肾气愈虚，这种人需要小心保养，努力健身，多练习站桩或静功，这非常重要。

中医认为动则生阳，也就是动功多补阳气。阳气即"腑"之气，是高频的谐波，第六谐波之胆经、第九谐波之三焦经即是高频谐波，而阳气补多了只会让肾气更虚。

肾气虚的人容易累，因为元气不足。而且肾气虚的人容易过敏、感冒、耳鸣、眼花……知道了自己的体质，对于保健养生就会有更精确的规划，也可以请会看脉诊的专家为自己打造一项私人专属的运动来增强自己的先天之气。不过要记住，先天之气是要经过长时间培养才能有成的。

C3 的指标说明

第三谐波 C3：脾经。脾是后天之本。所谓后天，就是能通过锻炼身体而改善的，也容易以食补、站桩、气功来增强的，而且很容易在短时间内见效的部分。

一般中医所说补药、药膳，很多都是补脾的，如人参、枸杞、山药等，甚至提神的茶叶、咖啡，也都是补脾的。

脾为什么好补呢？因为三、六、九互为谐波，而第九谐波是全身的共振频率。这个共振频率就是身体的能量，或是气与外界接触、交换的管道。

练功时最容易鼓动的是第九谐波。受外在影响而牵动的也是第九谐波，因为第九谐波是三焦经之共振频率，是以全身为一个共振单位的共振频率，也是练外功的人发气时的共振频率。

所谓金钟罩、铁布衫这类功夫，也就是将气血充满三焦经，使全身之腠理，形成一层充气（血）软垫。因为是弹性充气（血）的软垫，所以耐压、耐打。而将此能量集中在手掌，就成了铁砂掌，使其同样耐压、能打，可以劈砖、碎石……

第三谐波之所以为后天之本，就是因为其可通过三、六、九的共振关系，直接与第九谐波交换能量，而第九谐波是身体中最重要的全身性共振频率，可与外交通，也可对内支援。因而第三谐波也成为五脏之中最容易增强之谐波，所以也被称为后天之本。

但是这个后天之本，也是最容易受到干扰的。在我们研究脉诊的过程之中，发现有些人一直有病毒感染的脉象，也就是一直处在伤寒病的感染之中。

我们在刚开始时很难理解这一现象，因此在一些早期的著作中，我们总认为这些人是慢性病毒的病原携带者，例如慢性肝炎或其他病毒性的病原，如艾滋病、疱疹等。但是在观察的人数增多之后，我们发现显现这个脉象的人数高达八九成。那这些人不可能全是慢性病毒的病原携带者吧？因为通过常识，我们知道不可能有八九成的人都是病原携带者，这也与卫生部门的统计数字是完全不相符的。

不久后我们通过脉诊又发现，有此脉象的人常伴有脖子部位之上的其他疾病。于是，我们又认真审查，仔细推敲，在检查了许多人后，终于确定"九成以上的人都有脖子歪了的毛病"。

由于这种症状并未在以往的中医文献中找到相应的描述，因此，可以说这是真正由脉诊所找到的新病种。

以脉诊判断脖子是否歪了

用脉诊怎么来诊断脖子是否歪了呢？

一般可以通过脉诊仪来诊断 C3 之值，以男性小于 0.30，女性小于 0.22 来判断。也可以直接看 C3 之变异率，参见表五。如果变异率比 C2 与 C4 之变异率皆大了 10% 以上，就该先检查翳风、完骨两个穴道，看看是否有酸痛感，再看脖子处的骨头是否真的歪了。如果有的话，之后再检查颈部其他相关穴道，通常也会有问题。那么，此时就应该跟着本书所述开始做复健运动。

表五　用以判断脖子是否歪了的 C3 指标

	男	女
标准	0.42	0.32
较小	0.30以下	0.22以下

C3 变异率之变大，常会伴随着 C6（胆）及 C9（三焦）的变异率变大；而 C3、C6、C9 的振幅也可能同时变小，这就表示歪脖子的问题更严重了。

诊断肺脉强弱

下面要讨论的是肺的问题。

在我们研究脉诊的三十多年间，发现肺脉差的人愈来愈多了。肺是中焦的主角，是要冲，是华盖，此点在我以前讲脉诊的书中介绍过。

在这里我们讨论一下，如何用脉诊看肺气是否虚弱。

首先看 C4 的变异系数，它一定是变大的，而且同时 C3 的变异系数也跟着变大，这就表示肺的问题非常复杂了。

如果再伴随着 C4 的振幅明显变小，小于正常值 0.23（男）和 0.19（女），大概在男性小于 0.14、女性小于 0.12 时，就基本可以确定是肺虚了。之后若振幅变得更小，就表示问题变得更严重了，这时失眠、高血压、糖尿病都很容易上身。

小结

为中医药研究抛砖引玉

我们从 1984 年开始研究脉波，至今已有 30 多年了。30 多年来，我们一直在中医理论中寻找有一致说法的部分来进行研究。

很自然，我们选择了十二经络进行研究。和其他人不同的是，我们没有从良导络入手，也没从傅尔电针入手。这些工具，是以物理学中电磁理论为基础来进行研究的，也是大多数物理科学的研究人员较熟悉的。

我们选择以血液循环生理学作为研究项目，这是个非常困难的题目。在这 30 多年跌跌撞撞的研究过程中，我们克服万难，总算在岔路横生、荒烟蔓草之中，开拓出一条像样的路来。

这些研究让我们把脉学与经络学这两个中医的灵魂思想联系了起来。所有基础的理论或思想，都有一个共同的特色，那就是"简单"。中医在串起了经络及脉学以后，可说是"吾道一以贯之"。

中医的奥妙可以通过牛顿力学、血液流体力学之方程式推导而出，这真是一件神奇的事情。

我们在赞叹中华民族先圣先贤智慧的同时，也尽到了后代子孙们的责任。现在我们的脉诊研究成果已经可以仪器化了，可以用科学的方式解释、记录、传授、学习。当然，这只是万里长征的一个起步而已。

想想一百多年前的西方医学界，X光才刚刚由德国科学家伦琴发现时，美国的爱迪生及法国的居里夫人就先后研发制成商业用的X光机与移动的X光车，使X光开始大规模应用至医疗领域。

这也就是现阶段脉诊的光景，我们开始有脉诊的工具了！过去一百年来，成千上万的医生把X光机发展成为今日医生们最常用的诊断工具；让我们期许未来一百年，也许只要五十年，在各位（尤其是会看病的医师们）的努力之下，使脉诊仪成为最流行的诊断工具。

最近脉诊研究做得好的人有许昕（Hsiu Hsin），他在头皮针的研究上与徐维贞合作，前后发表了十余篇论文，可在谷歌学术搜索中找到。此外，张修诚在针灸方面的研究成果、徐则林在单味中药与著名成方上的研究[①]成果都可以作为参考的样本。

大家可以应用相同或相似的研究方法去研究一些中医特有而又不太确定效用的诊断或治疗方法，也可开创一些自己独有的研究方法，在下列所举的项目中择一进行研究：头皮针、眼针、耳针、留针、埋线、磁石贴穴、远红外线、各种灸法、三伏贴、拔罐、刮痧、刀疗……

除此之外，大家还可以从各种功法中进行选择研究，如各种与导引、站桩、静坐、太极拳相关的功法，这些功法多有祖传的秘技或手

---

① 关于十二经络之共振频率等相关研究，可参见以下论文：

Y. Y. Lin Wang, S.H. Wang, M.Y. Jan, W. K. Wang, The Past, Present, and Future of the Pulse Examination. (J) Tradit. Complement. Med 2(3): 164–185. 2012

Y. Y. Lin Wang, T. L. Hsu, M.Y. Jan, and W. K. Wang, Review: Theory and Applications of the Harmonic Analysis of Arterial Pressure Pulse Waves. (J) Journal of Medical and Biological Engineering, 30(3): 125 – 131. 2010

Y. Y. Lin Wang, W. K. Wang, Anatomy of Arterial Systems Reveals that the Major Function of the Heart is not to Emit Waves Associated with the Axial Blood Motion. (J) Physiol., 592(2): 409. 2014

法，也都可以拿来做深入的研究。

其中值得一说的是静坐，这是目前非常流行的功法。因为坐着不动就可以让我们很好地进行脉诊研究，可以让我们直接观察各种静坐方法对循环及健康的帮助，进而分辨各种坐法的特色与功用，分辨出各种坐法各适合什么人。

这本书最后有关脉诊的部分，呈现的是我们在过去两年在脉诊中收获的一些心得，也是我们的一些抛砖引玉的想法，希望能有成千上万的中医药爱好者，一起投入脉诊的研发、推广、教学相长的行列。

如果现在有一千人参加脉诊研究，两年后就能产生这本书一千倍以上的能量。如果现在有一万人参加脉诊研究，两年后就能产生这本书一万倍以上的能量。在这种互相激荡、教学相长的氛围中，灵感的火花将会不断闪现。到时，中国的中医药事业不仅能够复兴，更能发扬光大。如此不断成长，由国内到国外，由中华文化圈到全世界，几十年后，中医的脉诊就能成为第一线的医学，为全世界提供简单、有效、物美价廉的全方位健康照护。

补充说明

（一）米谷之精：中医文献中常提及米谷之精，认为它是食物的精华、营养的要素。我们曾做过一些实验，发现人在吃饭之前，三、六、九谐波之能量比较大，而心脏跳动力度不大，也较慢，是比较弱的。吃了饭以后，心跳比较有力也比较快，二、四谐波的能量也会变大。这表示饭后血液主要在中焦肾经，也就是在胸前肋骨接近身体中轴的位置，一直到胃以下。此时各种过敏症状都会得到改善，气喘的症状也会减轻，而且手脚都会感觉到很温暖，头部血液（六谐波）较少，容易入睡。这些吃饭前后之变化，只要食用的食物含有各种营养，如纤维素、油、蛋白质、碳水化合物等，就会有相同的生理反应，也就是都能吸收到米谷之精。

如果只喝糖水，例如果汁、咖啡、汽水，就没有这些吃饭之后的现象，心脏的输出不但不会增强，微循环反而还会因为血糖增加、血液黏滞性增加而更迟滞，进而对健康更为不利。

由此看来，三餐饮食正常是健康的要件。只要是均衡的饮食，对心血管系统都有正向的帮助。除非对某些食物过敏，否则这样不吃、那样不吃，尤其是根本不吃食物，只喝糖水、饮料，对身体健康是有害的。至于有人提出一定要吃米饭、喝米酒，恐怕是对米谷之精的过度解释了。

（二）蔬菜的烹煮方法：我之前一直建议以油拌菜，而不推荐以水煮菜。

最近一再被追问，为何推荐以油拌菜？油拌菜有何好处？补充于下：蔬菜是纤维素的主要来源，以炒菜的方式将纤维素体积压缩，我们就可以吃到更多的纤维素，比生菜的分量要多多了，何况吃生菜时用的酱料是非常容易使人发胖的。

拌菜时，先将菜放入炒锅中干炒，以利脱水，使蔬菜体积缩小，待蔬菜炒熟后，先关火，再倒油拌匀。如此使用之油分量不多，而且可以充分地包裹在蔬菜的外表。

因为是在关火后才加油的，所以不论使用什么油，饱和或不饱和的，都没有油烟的问题，也不会有油脂氧化或酸化的问题，从而保证了油品的健康。

吃这样烹饪的蔬菜，还有耐饿的功能。一般水煮青菜，固然健康，可是吃完不到一小时，肚子又饿了，如果又去找食物，岂不是破功？

以油脂包裹的蔬菜在进入胃中后，胃壁由对食物表面的触觉，会认为这是油脂或肥肉。一下子进来大量的油包菜，胃会以为是一大堆肥肉（其实不到一汤匙的油），不敢一下子将其送到肠子中去。这是消化系统保护心血管的机制。当食物的油脂太多时，它们在胃中的存留时间就会变长，以延长油脂进入肠道被吸收的时间，降低在血管中输送的油脂的浓度，预防血管的病变。

所以如果我们以这种油包菜为一餐的主食（其他餐可以自由些），效果会特别好。晚上六点吃了一碗油包菜，不需消夜，到了半夜也不会觉得饿，因此还有节能减碳的功效。所以用此法后，不需意志力，就可轻易减肥。在华人的传统食物中，油饭、油条都特别耐饿，道理也是相同的。但是否同样健康，就要看选用的材料与制作的过程了。

（三）谐波的结构：《看懂经气脉络》书中曾指出各经络的共振谐波（如书中图文）。最近我们以圆圈形的末端作为边界条件，重新计算了径向共振方程式的解，发现在圆圈形的边界条件下，不论由圆圈向外延伸的小血管中的开口是打开的或关闭的，其解只有一个，与一条末端闭口的直管是一样的。此时血流在圆圈之最远程为零，因为由两个分支流过来的血流因对冲而消失了，但此时的血压却是最高点。所以由血压来看，圆圈之最远点都是波腹。

从血压波的角度来看，将原来波节的边界条件全部改为波腹。像拨吉他的弦一样，要拨在弦长的七分之一处，各谐波的共振才最好。由鼻下人中（头上的圆圈形末端大脑动脉环就在人中之内，大脑下方）量到脚掌下的涌泉穴，心脏也约在总长的七分之一的位置。而肝约在与心脏相对称的位置，肾脏联结在第二谐波的波腹，脾联结在第三谐波的波腹，肺联结在第四谐波的波腹，似乎都与共振腔的设计原理相符。

而第一谐波的波长约为人的身长的两倍，身高1.75米的人，其波长约为3.5米，也与生理相符。同理，如果动物身长愈长，其波长就愈长。因为血管的一些基本的机械性共振条件是相似的，血压也是相近的，所以动物的心跳速率就与身长成反比了，大象每分钟心跳为十几次，人为七十多次，狗为一百多次，老鼠为三百多次。

（四）驻波与停留解之比较

驻波：波在导波管之两端都要进行强反射，所以在导波管之中途，能量就不能损耗，否则就无法驻留在原位置。在动物胚胎发育时，因为营养、氧气、废物皆通过母体脐带的血管进行的，胎儿本身循环之动脉不需开口，没有消耗，所以就很容易产生驻波。此时体循环之功能为决定内脏、器官及血管等位置及生长规范的主要驱动力。练功时，如将小动脉开口关闭，在手脚等回圈之中就可能产生局部性的驻波，因而产生外气或外功。

停留解：婴儿出生后，肺立即打开，心肺系统开始充分运作，而循环系统也转移到停留解。此时各器官、各手脚之回圈都开始活化，小动脉的开口也逐渐扩大，因而沿途及末端之能量损耗大增，不能维持驻波之存在。但因为各个波腹位置皆已活化，故仍可将血液压力波之解维持在与原来的驻波十分相似的状况，只是此时已不再依靠反射。

（五）本部分介绍之三个主要病态之脉波变化

1. 滤过性病毒感染

0 1 2 3 4 5 6 7 8 9 1 0

　　　－ ＋　　－ ＋　　－

　　　－ ＋　　－ ＋　　－

　　　－ ＋　　－ ＋　　　－

2. 高血压

0 1 2 3 4 5 6 7 8 9 1 0

＋　　　　－

＋　　　　－

＋　　　　－

3. 心血管堵塞（心脏供血不足）

0 1 2 3 4 5 6 7 8 9 1 0

　　　＋ －　　＋ －　　＋

　　　＋ －　　＋ －　　＋

　　　＋ －　　＋ －　　＋

空白者表示可以是 N，或少量之 ＋ 或 －。＋、－ 之个数仅供参考。

十二经络图

（明·张介宾《类经图翼》）

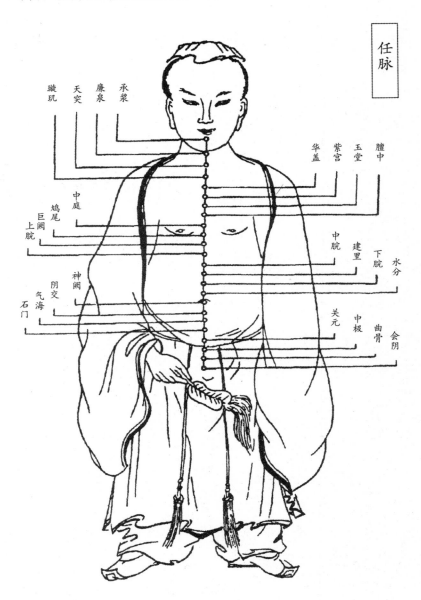

任脉

璇玑　天突　廉泉　承浆

华盖　紫宫　玉堂　膻中

中庭

鸠尾
巨阙
上脘

中脘　建里　下脘　水分

神阙

阴交
气海
石门

关元　中极　曲骨　会阴

督脉

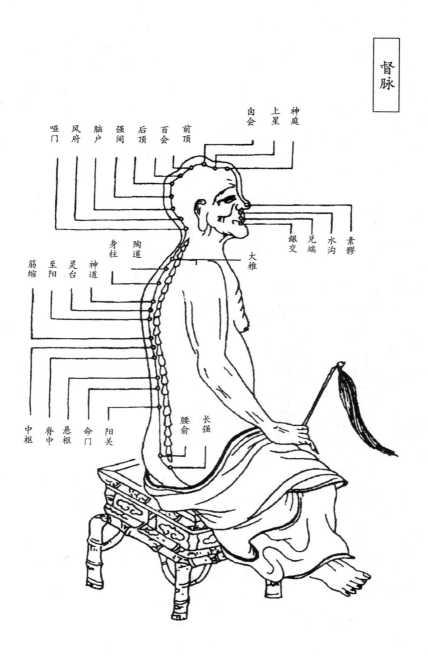

囟会　上星　神庭

哑门　风府　脑户　强间　后顶　百会　前顶

龈交　兑端　水沟　素髎

身柱　陶道　大椎

筋缩　至阳　灵台　神道

中枢　脊中　悬枢　命门　阳关　腰俞　长强

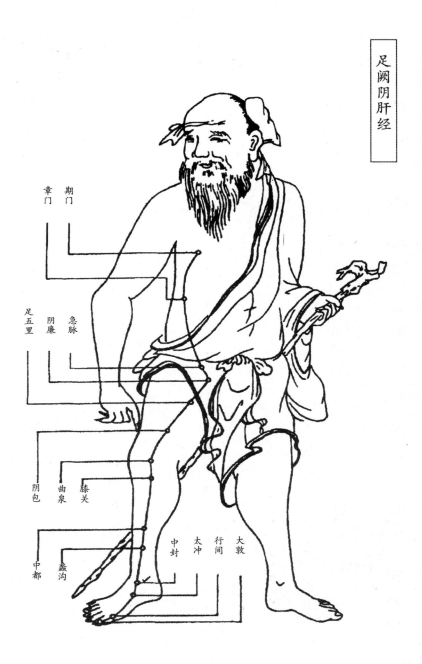

足阙阴肝经

章门　期门

足五里　阴廉　急脉

阴包　曲泉　膝关

中都　蠡沟

中封　太冲　行间　大敦

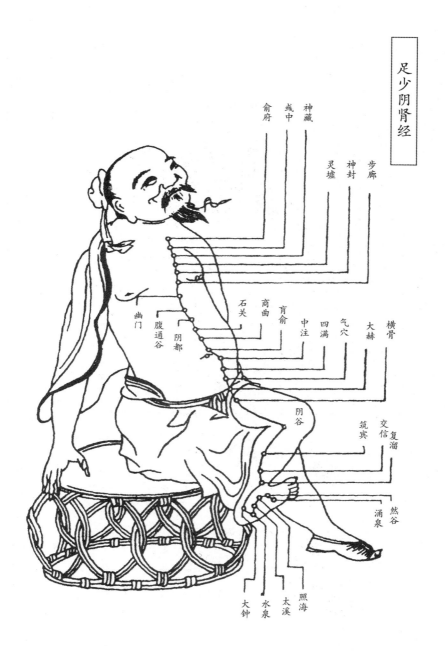

足少阴肾经

俞府　彧中　神藏

步廊　神封　灵墟

幽门　腹通谷　阴都　石关　商曲　肓俞　中注　四满　气穴　大赫　横骨

阴谷

复溜　交信　筑宾

然谷　涌泉

照海　太溪　水泉　大钟

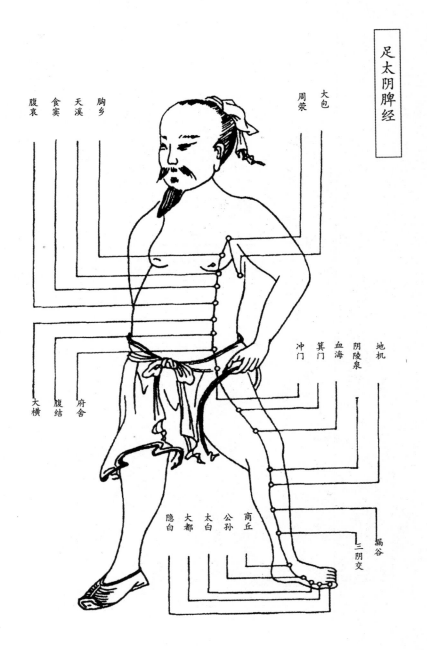

足太阴脾经

大包
周荣

腹食天胸
哀窦溪乡

地阴血箕冲
机陵海门门
泉

大腹府
横结舍

隐大太公商
白都白孙丘

漏谷

三阴交

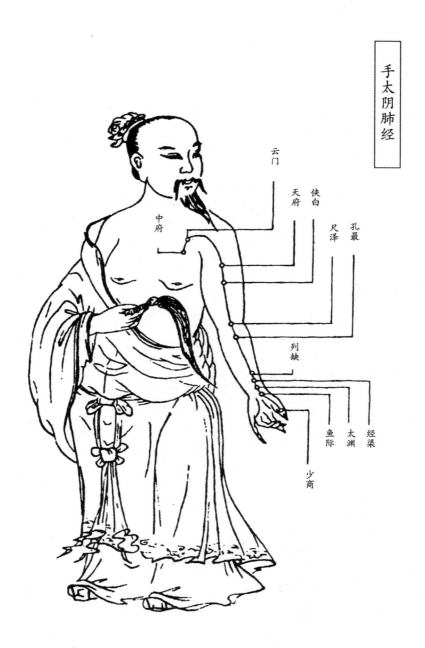

手太阴肺经

云门

天府
侠白

中府

孔最
尺泽

列缺

鱼际
太渊
经渠

少商

足阳明胃经

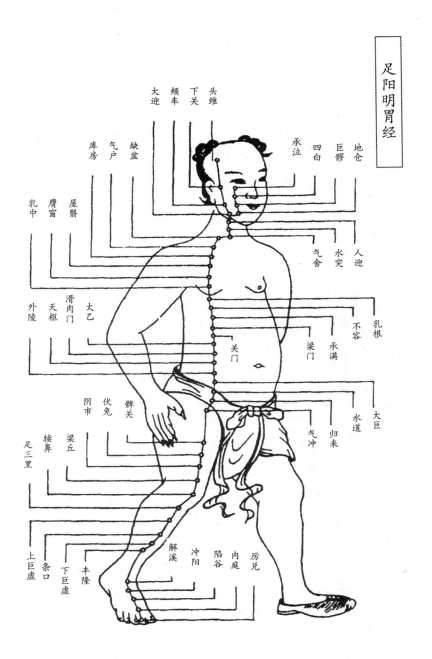

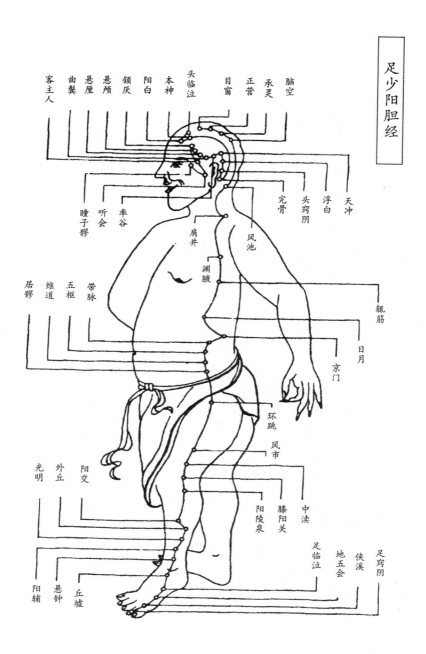

足少阳胆经

脑空
承灵
正营
目窗
头临泣
本神
阳白
颔厌
悬颅
悬厘
曲鬓
客主人

瞳子髎
听会
率谷

完骨
头窍阴
浮白
天冲

肩井
风池

渊腋

辄筋

日月

京门

居髎
维道
五枢
带脉

环跳
风市

光明
外丘
阳交

中渎
膝阳关
阳陵泉

足临泣
地五会
侠溪
足窍阴

阳辅
悬钟
丘墟

217

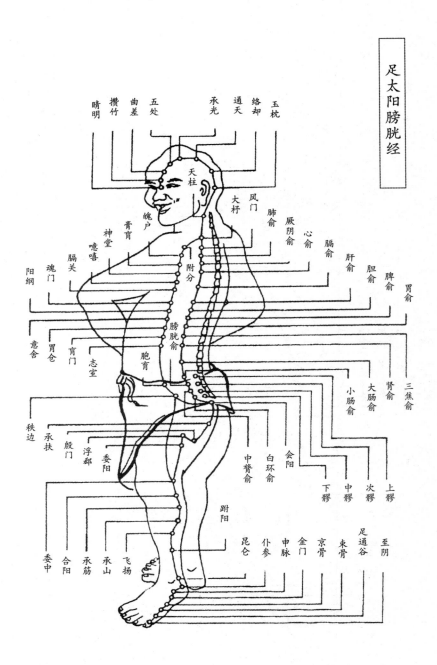

足太阳膀胱经

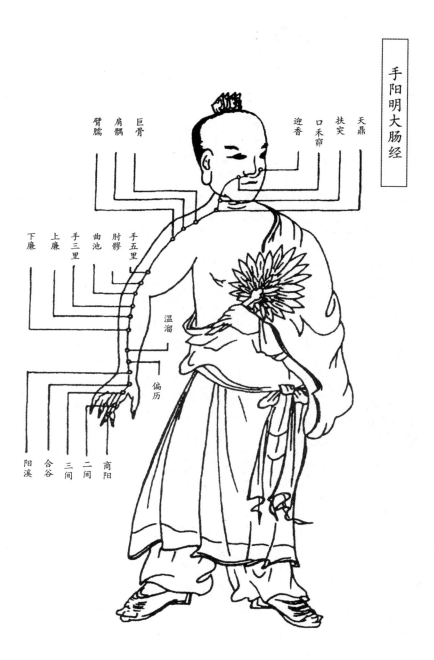

手阳明大肠经

臂臑　肩髃　巨骨　　　　　　迎香　口禾髎　扶突　天鼎

下廉　上廉　手三里　曲池　肘髎　手五里

温溜

偏历

阳溪　合谷　三间　二间　商阳

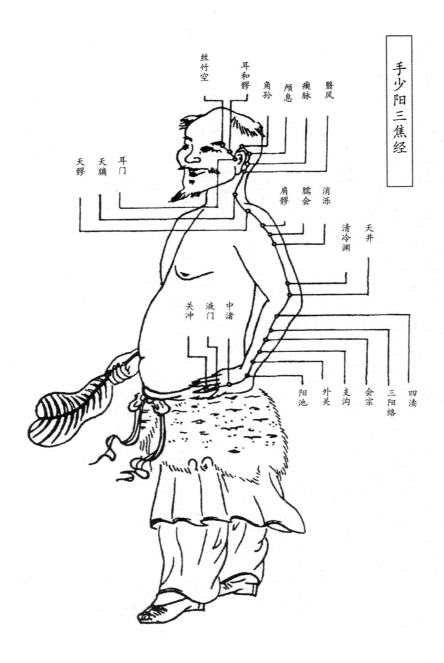

手少阳三焦经

丝竹空　耳和髎　角孙　颅息　瘈脉　翳风

天髎　天牖　耳门

肩髎　臑会　消泺

天井　清冷渊

关冲　液门　中渚

阳池　外关　支沟　会宗　三阳络　四渎

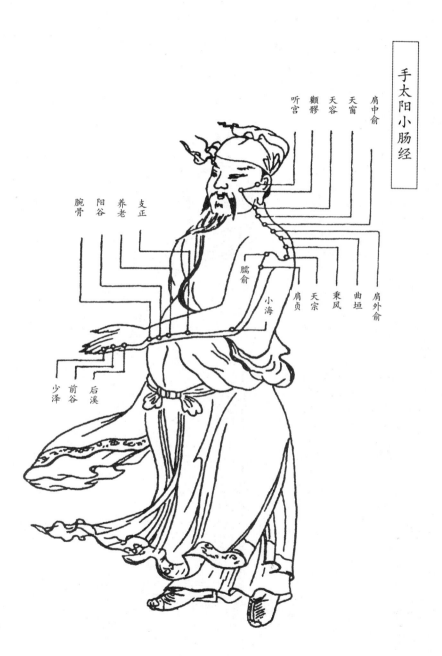

手太阳小肠经

肩中俞
天窗
天容
颧髎
听宫

腕骨
阳谷
养老
支正

臑俞

小海
肩贞
天宗
秉风
曲垣
肩外俞

少泽
前谷
后溪

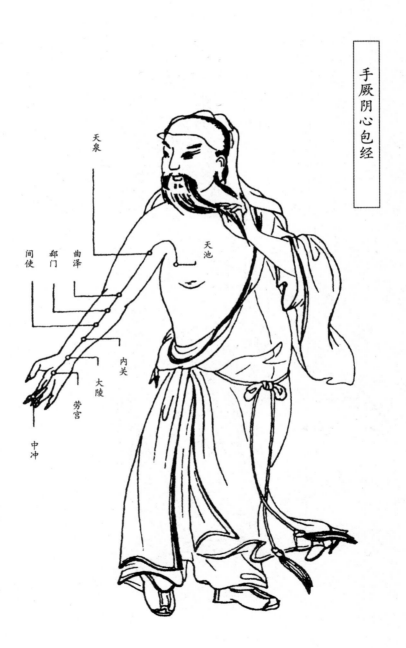

手厥阴心包经

天泉

天池

间使
郄门
曲泽

内关

大陵

劳宫

中冲

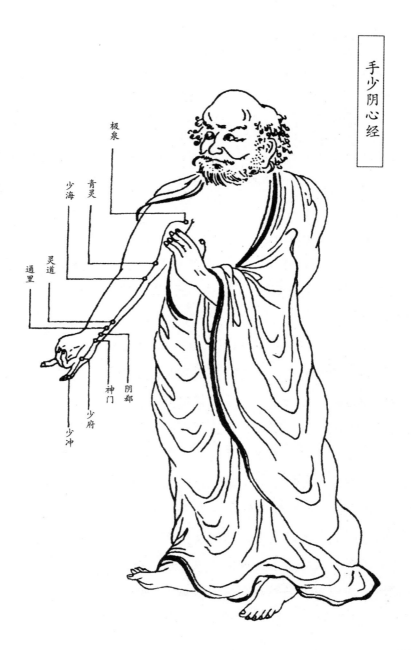

手少阴心经

极泉
青灵
少海
灵道
通里
阴郄
神门
少府
少冲

223

参考资料

这里我们将引述一些近年来通过知名大众传播媒介介绍的资料，因为它们比较通俗，争议性也比较少。我们将摘要翻译，并注明原文出处，以供大家参考。

（一）《华尔街日报》，2008年1月30日，第10版，经济与政治版。作者：Thomas M. Burton。文章旨在研究证明头部的伤害是社会性疾病之重要原因，题目为：《大脑的研究联结精神上的问题与很久以前受到的撞击》。

研究人员发现一些不相干的社会问题或各种疾病，例如学习困难、流浪汉及酗酒等，都与头部受到过撞击有关。头部受到重创会导致认知及行为上之异常是已广被接受的观念，美国疾管局认为美国有五百三十万人因脑部受伤而产生了精神及生理之障碍。这个新论点认为，过去头部受到的撞击，不论是否使人失去意识，都可能造成患者在社会、职业或精神上之问题。这种撞击或打击，不一定会对大脑立即造成伤害，但仍可能有长期后遗症，造成行为及认知上的障碍。

通过这个发现可推论，任何外伤都可以使血液循环受到干扰，并造成后遗症。大脑因为需要的氧气更多，血液循环受到干扰后，所造成的后遗症也更容易被观察。由共振循环理论可知，头部穴道需要处在最佳的共振状态，哪怕稍受干扰，都会对认知、行为、情绪等造成影响。血液循环系统受到伤害，致使神经不能正常工作。所以头部受到任何伤害，不论大伤、小伤，伤者都要好好复健。

（二）MSNBC，4：05 PM ET．Dec 1, 2008, Associated Press，老年人的忧郁症与心脏病有关，而压力荷尔蒙（氢化可的松）也可能产生一种脂肪，进而导致糖尿病或心脏病。这种脂肪堆积在内脏之四周，它不是一般的肥胖脂肪。这种堆积在内脏四周的脂肪与精神的状况有关，有忧郁症的人的内脏四周堆积的脂肪比正常人多两倍。

这个消息同时与气和水皆有关。我曾说过，心肺功能不好的人，体内二氧化碳无法被顺利排出，只好在体内溶在水溶液中，再被脂肪包裹起来，堆积在不太妨害运动或生理功能的位置，大肚皮、双下巴、蝴蝶袖等就是这样来的。这些脂肪是用来包裹酸水的，而它们与代谢性疾病有密切关系的真正原因，应是心肺功能不足，引起酸水堆积。所以心肺功能不足才是因，酸水造成内脏脂肪堆积是果，而不是因为这种脂肪而产生了心脏病或糖尿病。这个例子也就是以相关性来研究生理或病理现象的盲点。白头发与掉牙齿有相关性，但不能说是白头发引起了掉牙齿，或掉牙齿引起了白头发，其实二者都是老化的结果。

而内脏脂肪、忧郁症、糖尿病都可能由心肺功能不彰引起，所以它们的相关性很高，但前者是果，只有心肺功能不彰才是因。在现代医学研究中，有些论文过度重视统计学与相关性，这种论文固然比较容易发表，但也难以在诸多结果之中找其因，甚至倒果为因。

（三）BBC News, 2009-07-14 23：04 GMT，低 IQ（智商）也是心脏病的致病因子。在考虑了九种已知的心脏病的致病因子之后，发现仅仅智商较低这一点，在拿高社会经济族群与低社会经济族群做比较时，便有高达 23% 的死亡率的差异。这种现象之可能解释，一是低智商就是不健康的结果，因而为其指标；二是因智商不高，而不知如何为自己保健，因而不健康。

这份资料很有趣，有点类似于"是蛋生鸡还是鸡生蛋"的味道。老年人因心肺功能不彰而变得痴呆，痴呆又引起进一步的健康恶化。总之，人的身心是合一的，若身体健康，心智也会健康；而心智健康者也可以更好地选择对身体健康有益的行为。

（四）BBC News，2008-09-16 01:42 GMT，一千名关在英国监狱中的年轻罪犯，几乎从不吃生鱼。研究人员在这些罪犯的饮食中增加了鱼油胶囊。在进行这项大规模研究之前，2002年的小规模实验，已发现这些罪犯减少了三分之一的不守规矩行为。"我们都通过营养指南来增进身体之健康，这项研究进一步指出，营养也会增进精神上的健康。"这些营养增进了脑中神经细胞的功能，因而增进了处理社会事务的能力。当这些神经细胞的营养不足时，大脑就不能抑制冲动或侵略性的行为，只有这些神经细胞的营养充足才能使大脑工作得更正常。

这个数据提供了身心、行为健康之间可能存在的关联性，其实只要身体缺氧，身心、行为就都会不健康。缺氧会造成高血压、代谢病、脑神经不稳定等，可以说缺氧是百病之源头。因此，我们应该多吃些油，尤其是鱼油，由油来产生能量，降低二氧化碳的生成及氧气的消耗。而鱼油更能改善血管的状态，因此也就更有效些。但海中的大鱼，因为其处在食物链之最上层，体内容易累积重金属，所以其鱼油中常有重金属污染，若长期食用，要格外小心。

（五）BBC News，Dr. Joanna Moncrie Metal health espert 2009-07-15，神经传导的平衡，一直被认为是治疗许多精神失调类疾病的良方。但是与之相关的药物，其实与酒精、大麻是一样的，都是精神活性药物，会把人带到"药物引发的精神状态"之中。虽然很多论文称血清素（5-羟色胺）与沮丧有关，但从没有充分的证据证明沮丧的病人在哪一个特定的血清素的系统中有异常。病人被告知,这些化学治疗会改善症状,但是并没有被告知"我们并不知道这些化学物质在脑中是如何运行的"。这些药物会同时抑制许多其他的思考及感觉。医生及病人都需要了解更多关于这些精神活性药物的特性及产生之作用。

这个资料发人深省,尤其是在摇滚巨星迈克尔·杰克逊因神经性药物猝死之后。神经传导物质是重大的科学发现,但是脑中有十数种神经传导物质,如果不经过仔细评估,就把某种传导物质的含量提高或降低,尤其是在整个大脑中全面性提高或降低,恐怕副作用比疗效还大。目前美国正在检讨由医生开出处方的麻醉药物,并表示像迈克尔·杰克逊这样对麻醉药物成瘾的人成千上万。

(六)BBC News,2009-07-12 23:04:42 GMT,血流缓慢阻碍他汀类药物(HMG-CoA,还原酶抑制剂)的疗效。在血流缓慢的身体部位,其中之动脉不太能得到他汀类药物的保护。他汀类药物促进生成抗氧化分子,每年估计能挽救一万个英国人,使其心血管病不致发作。因为他汀类药物可降低有害的低密度胆固醇之生成。

"这些血流缓慢的动脉是最可能发生病变的,却正是他汀类药物治疗最不能发生作用的位置"(Dr. Justin Mason,Imperial College London),这真是加倍的不利。

这个消息非常震撼,也很有趣,与上一个消息有相互呼应之效果:脑中缺乏传导物质而失去平衡之位置,可能也正是化学治疗、药物的有效成分无法送达的位置。其实这是西医给药的共同"困境":愈是细菌生长的位置,就愈是血液到不了的位置,也就是抗生素无法到达的位置,那么我们又如何杀死这些细菌呢?

我们一直认为改善血液循环,而且是定点式改善,将是中医未来最主要的发展方向,也是中西医结合的最佳途径。

（七）MSNBC 2007-07-23，没有热量，相同的味觉（相同的心脏病风险）：苏打水，即使是无糖无卡的苏打水，也与糖尿病及心脏病的发病概率有密切关联。研究发现，成年人每天饮用一份以上之苏打水（含二氧化碳之饮料），不论是一般的或是无糖无卡的，都会增加百分之五十以上得代谢综合征——包含腰部脂肪过多、"好"胆固醇不足、高血压等——的可能性，因而患者发生心脏病及脑卒中的概率为正常人的两倍，也更容易得糖尿病。

在对这个无糖无卡的苏打水进行研究之前，瓦萨（Vasan）教授曾做过饮用一般的含糖的苏打水的实验，发现其与代谢综合征的发作有重大关联。

这些饮料不知为何会增加人的体重，也使人多了 31% 的概率变成痴肥，多了 30% 的概率增加腰围，多了 25% 的概率成为血中甘油三酯过高的患者，多了 32% 的概率使高密度（好的）胆固醇过低。

瓦萨教授的解释是，爱喝苏打水的人，可能也比较爱甜味，所以平时饮食也会选用较多精糖类制品。

美国饮料协会主席菲利（Feely）指出，低卡低糖饮料是由百分之九十九的水加上少许调味料组成，它竟然会与暴饮暴食一样增加腰围及腰部脂肪，"完全"与常识不符。

一般性的苏打水与无糖无卡的苏打水，都有两个最重要的成分。一个是菲利提出的水，另一个是二氧化碳。"二氧化碳是毒"，就是我以前出版过的一本书《水的漫舞》的主要论点。

苏打水中溶解了巨量的二氧化碳，这些二氧化碳一旦被喝进肚子里，不会由打嗝也不会由放屁排出体外。二氧化碳在细胞中自由旅行，只能由红细胞带出来。这些被大量吃进体内的毒素，就与其他排不出来的二氧化碳一样，堆积在内脏之四周，需要用脂肪包裹，因而会增大腰围。所以过多的二氧化碳毒素才是心脏病、高血压、糖尿病的元凶，腰围过大只是它带来的一个后果。

饮料协会主席当然要说"不符合常识"，否则就会影响饮料市场的销售。但其实是我们缺乏"二氧化碳是毒素"的这一常识。

延伸阅读

（Yuh-Ying Lin Wang，Tse-Lin Hsu．Ming-Yie Jan and Wei-Kung Wang，）Review：Theory and Applications of the Harmonic Analysis of Arterial Pressure Pulse Waves．［J］Medical and Biological Engineerings，30（3）：125-131，2010.

下载网址

http://jmbe.bme.ncku.edu.tw/index.php/bme/issue/current.

近年来，我们的研究团队针对脉波的流体力学发表了相关的论文，以下是两篇相关论文之摘要，并附上可查阅的网址，如有兴趣的读者可以直接下载观看。

◎ 题目：脉诊的过去、现在与未来

作者：王林玉英、王圣宏、詹明宜、王唯工

刊登期刊：Traditional and Complementary Medicine, Vol. 2, No. 3 (2012)

摘要：

脉诊为中医之特有诊断手法，在中医历史中对脉诊之记述充满了惊奇与神话。我们经过了三十年的血液流体力学研究，同时在临床应用上也做了一些探索。

本文仅就三十年来之心得，将过去脉诊发展过程中之转折、功过做一些分解，对古人之心得也尝试以现代的知识及语言加以剖析。在

230

共振式血液循环现象被发现之后，中医将可能站在力学大师牛顿先生的肩膀上，引领现代医学的发展。

希望这一个现代化的脉诊工具，可以为中医带来活水，以量化之研究穿越过去仅用模拟逻辑定性的困境，将中医发扬光大并带来新的健康革命。

期刊官网：http://www.jtcm.org/

论文网址：http://www.jtcm.org/text.asp?2012/2/3/164/106851

◎ **题目：** Theory and Applications of the Harmonic Analysis of Arterial Pressure Pulse Waves

作者：Yuh-Ying Lin Wang,Tse-Lin Hsu,Ming-Yie Jan,Wei-Kung Wang

刊登期刊：Medical and Biological Engineering, Vol. 126 30, No. 3 (2010)

摘要：

Pulse wave analysis is widely used to monitor cardiovascular diseases. Our previous studies have shown the arterial pressure wave drives the blood into tissue. The output from the heart, which generates the harmonics of the heartbeat, and the matching condition of the heart with the arterial system are mutually influenced to generate the harmonic spectrum of pulse wave. Here we review experimental work using harmonic analysis and extend the method to some popular studies of hypertension. The results show that the pressure pulse wave distributes blood throughout the body, and monitoring it provides useful information about the health condition of an individual.

期刊官网：http://jmbe.bme.ncku.edu.tw/

论文网址：http://jmbe.bme.ncku.edu.tw/index.php/bme/article/view/595/758